全国高等医学院校教材
供中医类专业用

小儿推拿学

主　编　欧阳峰松

副主编　初　晓　彭　炼　陈　英　丁　乐

编　者（以姓氏笔画为序）

丁　乐（长沙医学院）

艾珏萍（长沙医学院）

石　芳（长沙医学院）

朱　易（长沙经俞堂国医馆）

向丽婷（湖南体育职业技术学院）

刘小卫（湖南中医药大学）

刘美平（长沙医学院）

李　芳（长沙医学院）

李　武（湖南中医药大学）

初　晓（长沙医学院）

陈　英（长沙医学院）

陈　恒（湖南中医药大学）

欧阳峰松（长沙医学院）

钟愈田（长沙经俞堂国医馆）

彭　炼（长沙医学院）

谭锦阳（吉首大学）

薛丽君（长沙医学院）

学术秘书　隗　宁（长沙医学院）

人民卫生出版社
·北京·

图书在版编目（CIP）数据

小儿推拿学 / 欧阳峰松主编 . —北京：人民卫生
出版社，2020.11
ISBN 978-7-117-30659-1

Ⅰ. ①小⋯　Ⅱ. ①欧⋯　Ⅲ. ①小儿疾病 – 推拿 – 医学
院校 – 教材　Ⅳ. ①R244.154

中国版本图书馆 CIP 数据核字（2020）第 196712 号

人卫智网　www.ipmph.com	医学教育、学术、考试、健康， 购书智慧智能综合服务平台	
人卫官网　www.pmph.com	人卫官方资讯发布平台	

小儿推拿学
Xiaoer Tuinaxue

主　　编：欧阳峰松
出版发行：人民卫生出版社（中继线 010-59780011）
地　　址：北京市朝阳区潘家园南里 19 号
邮　　编：100021
E - mail：pmph @ pmph.com
购书热线：010-59787592　010-59787584　010-65264830
印　　刷：天津安泰印刷有限公司
经　　销：新华书店
开　　本：787×1092　1/16　　印张：9
字　　数：225 千字
版　　次：2020 年 11 月第 1 版
印　　次：2021 年 1 月第 1 次印刷
标准书号：ISBN 978-7-117-30659-1
定　　价：39.00 元

前　言

　　小儿推拿学是以中医学理论和临床知识为基础,研究用小儿推拿手法作用于小儿穴位,以预防和治疗儿科常见疾病,促进小儿健康及生长发育为目的的一门临床学科,是中医推拿学的重要组成部分。小儿推拿学是基于推拿学和中医儿科学的发展而形成和发展起来的非药物治疗的学科。

　　本教材分五章,第一章概述小儿推拿学基础知识;第二章介绍小儿推拿的常用手法;第三章详述小儿推拿的常用穴位;第四章论述常见疾病的小儿推拿治疗方法;第五章简述小儿推拿的常用保健方法。附录简介了小儿推拿的流派及常用小儿推拿歌赋。

　　编写《小儿推拿学》教材,是一项重大而艰巨的任务。尽管历经数月,屡次易稿,但限于我们的知识水平和认识能力,疏漏与讹误之处尚难避免,恳请使用本教材的师生同道及广大读者提出宝贵意见,以便进一步修订和完善。

《小儿推拿学》编委会

2020 年 7 月

目 录

第 一 章

小儿推拿基础知识

导学

学习目的：通过学习小儿的生理病理特点以及生长发育规律，掌握小儿推拿辨证论治特点、小儿推拿的作用与优点、适应证与禁忌证，为临床疾病诊断与治疗提供思路与理论依据。

学习要点：小儿生理病理特点；小儿生理常数；小儿各大系统生理特点。

第一节 小儿的生理病理特点

一、小儿的生理特点

1. 脏腑娇嫩，形气未充　脏腑即五脏六腑。娇：指娇弱，不耐攻伐；嫩：柔嫩。形是指形体结构，即四肢百骸、肌肤筋骨、精血津液等。气指各种生理功能活动，如肺气、脾气等。充，指充实。脏腑娇嫩，形气未充，是说小儿时期机体各系统和器官的形态发育都未曾成熟，生理功能都是不完善的。

小儿初生之时，五脏六腑，成而未全，全而未壮，需赖先天元阴元阳之气生发、后天水谷精微之气充养，才能逐步生长发育，直至女子二七(14岁左右)，男子二八(16岁左右)，方能基本发育成熟。因此，在整个小儿时期，都是处于脏腑娇嫩，形气未充状态。而且，脏腑娇嫩，形气未充的生理特点在年龄越是幼小的儿童，表现越是突出。小儿的脏腑娇嫩，虽是指小儿五脏六腑的形与气皆属不足，但其中又以肺、脾、肾三脏不足更为突出。这一方面是由于小儿出生后肺脏、脾脏、肾脏皆成而未全、全而未壮所致，更是因为小儿不仅与成人一样，需要维持正常的生理活动，而且处于生长发育阶段，必须满足这一特殊的需求。所以，小儿对肾气生发、脾气运化、肺气宣发的功能状况要求更高。因此，相对于小儿的生长发育需求，经常会出现肾、脾、肺气之不足，表现出肺脏娇嫩、脾常不足、肾常虚的特点。

形气未充又常常表现为五脏六腑的功能状况不够稳定、未曾完善。如肺主气、司呼吸，小儿肺脏娇嫩，表现为呼吸不匀、息数较促，容易感冒、咳喘；脾主运化，小儿脾常不足，表现为运化力弱，摄入的食物要软而易消化，饮食有常、有节，否则易出现食积、吐泻；肾藏精、主水，小儿肾常虚，表现肾精未充，婴幼儿二便不能自控或自控能力较弱等。不仅如此，小儿心、肝二脏同样未曾充盛，功能未健。心主血脉、主神明，小儿心气未充、心神怯弱未定，表现

1

为脉数,易受惊吓,思维及行为的约束能力较差;肝主疏泄、主风,小儿肝气未实、经筋刚柔未济,表现为好动,易发惊惕、抽风等症。

2. 生机旺盛,发育迅速　由于小儿脏腑娇嫩,形气未充,所以在生长发育过程中,随着年龄的增长,各组织器官不断充实,各种生理功能不断完善,而且年龄越小,生长发育速度越快。古人用"旭日初升""草木方萌"来形容小儿这种蒸蒸日上,欣欣向荣的生理现象。古代医家把小儿这种体质特点概括为"纯阳"之体,生长发育迅速。

二、小儿的病理特点

1. 发病容易,传变迅速　除了先天禀赋不足和先天性疾病外,小儿脏腑娇嫩,形气未充,加之卫外功能不足,寒热不能自调,乳食不知自节,一旦护养失宜,外则易受六淫之侵,内则易为饮食所伤,肺、脾两脏尤易患病。小儿对突然发生的强烈刺激往往不能忍受而容易出现惊厥。在先天禀赋不足和后天喂养失调的情况下,常可引起发育障碍。在小儿疾病的发展与转归过程中,病情变化比成人更快,出现易寒易热,易虚易实的特点,病情容易由轻变重,由重转危,出现恶化的状况。

2. 脏气清灵,易趋康复　小儿生机蓬勃,活力充沛,脏气清灵,反应敏捷,病因比较单纯,没有七情的影响,所以在患病后,只要经过及时、正确的处理,病情就会很快好转,趋于康复。

大量的临床实践证明,小儿推拿确实有增强免疫,防病治病的功效。通过特定的部位和特定的手法操作,可以宣肺、益气、固表,提高小儿对外邪的抵抗能力,预防和治疗外感疾病;可以改善小儿睡眠,促进小儿心神发育,使之少受外界环境变化的影响;还可以调理气血,促进消化吸收,增强食欲,提高小儿智力,促进小儿生长发育等。

(初　晓)

第二节　小儿的生长发育规律

小儿机体总是处在生长发育的动态变化过程中,这是小儿机体的基本特点。小儿生长发育包括小儿整体及器官的长大和功能的成熟,呈现出以下特点。

1. 生长发育是一个连续的过程　在整个小儿时期生长发育是不断进行的,但各年龄生长发育并非等速进行。一般体格生长,年龄越小,增长越快。出生后以最初6个月生长最快,尤其是头3个月。出生后的后半年起逐渐减慢,至青春期又猛然加快。

2. 各系统器官的发育是不平衡的　各系统的发育快慢不同,各有先后,如神经系统发育较早,生殖系统发育较晚,淋巴系统先快而后慢,皮下脂肪在幼年时较发达,而肌肉组织则须到学龄期才发育加速。

3. 生长发育遵循由上到下、由近到远、由粗到细、由低级到高级、由简单到复杂的规律　如出生后运动发育的规律是:先抬头,后抬胸,再会坐、立、行(自上到下);从臂到手,从腿到脚的活动(由近到远);手拿物品先用全掌握持,以后发展到手指摘取(从粗到细);先画直线,进而能画圈、画人(由简单到复杂);先学会观看和感觉事物,认识事物,再发展到能力学习、记忆、思维、分析、判断(由低级到高级)。

4. 生长发育存在个体差异　小儿生长发育虽按上述一般规律发展,但在一定范围内由于遗传、性别、环境、教养等因素的影响而存在着相当大的个体差异。如矮身材父母的小儿与高身材父母的小儿相比,正常身长就可相差很多,因此所谓正常值不是绝对的,还要考虑个体不同影响因素,才能正确地判断。体格上的差异一般随年龄增长而越来越显著。青春期差异更大。因此系统地连续观察比一次性判断更能反映小儿生长发育的真实情况(表 1-1)。

表 1-1　小儿身高与体重对照表

年龄	体重 /kg		身高 /cm	
	男	女	男	女
1 月龄	3.6~5.0	2.7~3.6	48.2~52.8	47.7~52.0
2 月龄	4.3~6.0	3.4~4.5	52.1~57.0	51.2~55.8
3 月龄	5.0~6.9	4.0~5.4	55.5~60.7	54.4~59.2
4 月龄	5.7~7.6	4.7~6.2	58.5~63.7	57.1~59.5
5 月龄	6.3~8.2	5.3~6.9	61.0~66.4	59.4~64.5
6 月龄	6.9~8.8	6.3~8.1	65.1~70.5	63.3~68.6
8 月龄	7.8~9.8	7.2~9.1	68.3~73.6	66.4~71.8
10 月龄	8.6~10.6	7.9~9.9	71.0~76.3	69.0~74.5
12 月龄	9.1~11.3	8.5~10.6	73.4~78.8	71.5~77.1
15 月龄	9.8~12.0	9.1~11.3	76.6~82.3	74.8~80.7
18 月龄	10.3~12.7	9.7~12.0	79.4~85.4	77.9~84.0
21 月龄	10.8~13.3	10.2~12.6	81.9~88.4	80.6~87.0
2 岁	11.2~14.0	10.6~13.2	84.3~91.0	83.3~89.8
2.5 岁	12.1~15.3	11.7~14.7	88.9~95.8	87.9~94.7
3 岁	13.0~16.4	12.6~16.1	91.1~98.7	90.2~98.1
3.5 岁	13.9~17.6	13.5~17.2	95.0~103.1	94.0~101.8
4 岁	14.8~18.7	14.3~18.3	98.7~107.2	97.6~105.7
4.5 岁	15.7~19.9	15.0~19.4	102.1~111.0	100.9~109.3
5 岁	16.6~21.1	15.7~20.4	105.3~114.5	104.0~112.8
5.5 岁	17.4~22.3	16.5~21.6	108.4~117.8	106.9~116.2
6 岁	18.4~23.6	17.3~22.9	111.2~121.0	109.7~119.6
7 岁	20.2~26.5	19.1~26.0	116.6~126.8	115.1~126.2
8 岁	22.2~30.0	21.4~30.2	121.6~132.2	120.4~132.4
9 岁	24.3~34.0	24.1~35.3	126.5~137.8	125.7~138.7
10 岁	26.8~38.7	27.2~40.9	131.4~143.6	131.5~145.1

(薛丽君)

第三节　小儿推拿辨证论治特点

脏腑辨证是应用脏象学说理论,将四诊收集到的症状及体征加以分析归纳,以判断病变所在脏腑及病证类型的辨证方法。中医儿科体系建立的标志是脏腑辨证的确立及与之相适应的治疗方法,小儿推拿其实是针对某一病机采用与儿科方药功效类似的手法治疗的一种外治手段。

一、脾胃病证的辨证与治疗

(一)生理功能与特点

脾居于中焦,与胃相表里。脾主运化,其气主升,喜燥恶湿;脾主统血,主四肢,在体合肌肉;脾开窍于口,其华在唇,其色黄而应土;胃主受纳,主通降。脾胃为后天之本,两者共同完成饮食的消化吸收及精微输布。其中,脾主运化最为重要,是脾胃生理功能的基础,具体表现为运化水谷与运化水湿。由于运化水谷包括了对饮食物的受纳、腐熟,气血的化生和糟粕的排泄全过程,而气血充足是小儿出生后生长与发育的必要条件,气血的主要生成和来源在脾胃,故传统中医将脾胃誉为"气血生化之源"和"后天之本"。相对于小儿对气血的需求,脾的运化显得不足,于是,古人提出了"脾气多不足"的观点。这一理念在小儿调护与儿科疾病的诊疗过程中十分重要。

(二)脾胃病证的辨证思路

1. 运化与升清功能失常　生理上脾的运化包括运化水谷和水湿,一旦脾失健运,水谷和水湿的运化将会失常。

(1)气血生成不足:表现为贫血、脾胃功能低下、全身虚弱、发育迟缓、毛发唇甲不荣、虚劳、消瘦、少气、倦怠、懒言等。

(2)积滞:主要为饮食停滞,或发展成为痰饮、气滞、血瘀等。

(3)自身运化功能失调所表现出来的一系列胃肠道症状:如恶心、呕吐、腹胀、腹泻、便秘、呃逆等。

(4)水液停留:水溢于全身为肿,溢于局部为饮为痰。古有"脾为生痰之源"之说。

(5)脾气不升、脏气不固:表现为各脏腑及器官位置下垂和头昏、乏力、动则喘喝、声音低怯、久泄等中气不足之征。

2. 脾不统血　脾统血的功能为统摄血液,使血行脉中,不溢出脉外,其为病当表现为各种慢性出血,如便血、尿血、衄血、紫癜等症。

3. 肌肉、四肢不荣

(1)水湿内停:表现为肢体困重、头重如裹、痹证、肥胖、懒动。

(2)肢体失养:消瘦、四肢无力、痿证、慢惊。临床"治痿独取阳明"和"慢惊责之脾"来源于对脾虚导致气血不足、肢体筋脉失养这种生理异常的认识。

4. 窍道与唇色受累　脾开窍于口,其华在唇,表明人之食欲、口味、口唇色泽变化可反映脾之功能盛衰。若脾的运化功能健旺,则食欲好、口中和、口唇红润;反之,脾不健运,湿浊内生,则食欲不振、口淡乏味、口腻、口甜、唇色无华。

5. 中焦病证特殊的归类方法　中焦脾胃实为一有机整体,其患病之时,有时很难确认是脾病还是胃病。传统中医根据脾与胃的生理与病理特点,总结出了中焦病证特有的归类方法,即实(热)在阳明,虚(寒)在太阴。如患儿表现为发热、口渴、口臭、烦躁、多汗、多食易饥、大便秘结等考虑为阳明(胃、肠)腑实或胃热证。而久泄、脱肛、长期脘腹疼痛、冷痛、泛清泛酸、四肢水肿等则考虑为脾阳虚病证。

(三)脾胃病证的辨证与治疗

1. 寒湿困脾

【临床表现】

头身困重、疼痛、麻木,脘腹痞胀,食欲不振,泛恶欲吐,口淡不渴,大便溏薄,皮肤晦暗发黄如烟熏,苔白腻,指纹滞。

【治法】

温中化湿。

【代表穴位与手法】

补脾经,运内八卦,揉外劳宫,揉一窝风,推上三关,摩腹,揉脐,拿肚角。

2. 湿热蕴脾

【临床表现】

食欲不振,脘腹胀满,溢乳,呕吐,大便不爽,秽臭,或有发热,汗出热不解,皮肤疹子、瘙痒,或见小便黄,身黄如橘子色,苔黄腻,指纹滞。

【治法】

燥湿健脾,清热利尿。

【代表穴位与手法】

清大肠,清脾经,清胃经,清小肠经,运内八卦,退下六腑,揉天枢,推下七节骨。

3. 食积胃肠

【临床表现】

脘腹胀满,疼痛拒按,纳呆厌食,嗳气酸馊,恶心呕吐,矢气频频,泻下酸腐臭秽,舌苔厚腻,指纹滞。

【治法】

消食导滞,健脾和胃。

【代表穴位与手法】

清胃经,清大肠,捏挤板门,掐揉四横纹,补脾经,退六腑,揉天枢,捏脊。

4. 脾气虚

【临床表现】

食少、饮食稍有不慎则便溏腹泻、食后脘腹胀满、肢体倦怠乏力、气短懒言、面色无华,或见久泻不愈、舌淡苔白、指纹色淡。

【治法】

益气健脾。

【代表穴位与手法】

补脾经,清胃经,推四横纹,运内八卦,推上三关,推上七节骨,揉足三里。

5. 脾阳虚

【临床表现】

气怯形寒、四肢不温、脘腹冷痛、得温则舒、面色少华、食欲不振、大便溏薄,或水肿、舌淡、苔白、指纹淡。

【治法】

温中健脾。

【代表穴位与手法】

补脾经,运内八卦,揉二人上马,揉一窝风,揉中脘,推上三关,摩腹,揉丹田,横擦腰骶,揉足三里。

6. 脾气下陷(中气不足)

【临床表现】

头晕目眩、肢体倦怠乏力,或肢体痿软不能步、少气懒言、食欲不振、食后腹胀、大便溏薄、脱肛,或胃下垂、肾下垂等,舌淡、苔白、脉弱无力、指纹淡。

【治法】

补中益气。

【代表穴位与手法】

补脾经,补大肠经,推上三关,揉百会,揉气海,揉龟尾,推上七节骨,捏脊。

7. 胃强脾弱

【临床表现】

胃脘空豁感、疼痛,呕吐,泛酸,嘈杂,消谷善饥,烦渴,多饮,消瘦,少气懒言,大便先干后溏,舌苔薄白,指纹滞。

【治法】

健脾和胃。

【代表穴位与手法】

补脾经,清胃经,清补大肠经,揉板门,掐揉四横纹,捏脊。

二、肺系病证的辨证与治疗

(一) 生理功能与特点

肺居于胸中,在五脏中位置最高,与大肠相表里。肺的质地柔嫩清虚,主要功能为主气,司呼吸;朝百脉,主治节;主宣发与肃降。肺开窍于鼻,肺气上出于咽喉,外与皮毛相合,为人体之华盖与藩篱,外界的任何气候变化大多由肺直接感受并调节,故肺特别容易受外界环境影响。因此,中医称肺为"清虚"之脏或"娇脏";言其不能耐受寒热。

(二) 肺系病证的辨证思路

1. 气失所主,呼吸不调　生理上肺主气包括主全身之气和呼吸之气。主全身之气即主治节,即对全身气机进行调节;主呼吸之气是肺特别重要的功能,通过肺吸入清气,呼出浊气,全身气体在肺交换。若肺病,气失所主,将产生全身气机紊乱和有关呼吸方面的病证。

(1) 全身气机失调:如心悸、气短、少气不足以息、声低气怯、肢倦乏力、善太息、神识错乱、胸闷、胁肋胀满、头痛、头晕、右颊红赤。古人有"一脉不和,周身不安"之说,这对分析一些非肺本脏的证候从肺论治提供了思路。

(2) 呼吸失调:表现为咳嗽、喘证、哮证、鼾声等。

2. 肺失宣发　宣发指肺气将水谷精微物质如雾露之态敷布于全身,也包括将卫气发散于体表以抗邪。宣发失调将使肺失去清肃之态,同时卫气不能敷布,则抗病能力和适应能力将受到损害。

(1) 肺失清肃之态:出现咳嗽、气急、哮喘、咽喉不利、鼻炎、鼻窦炎、梅核气等。

(2) 肺卫失调:易患感冒和各种过敏性疾病。

3. 肺失肃降　肺的肃降功能指肺在宣发水谷精微的同时,将其中的水液敷布至全身。肺的位置最高,"肃降"成为必然,也有"肺为水之上源"之说。

(1) 成痰成饮:肺的肃降(也包括宣发)功能失调,水液不能敷布全身,局部壅塞而将成为痰或饮,因而古人谓"肺为储痰之器"。临床上胸痛、胸闷、咳嗽、哮喘、不能平卧及各种痰涎等可考虑为肺病与痰饮。

(2) 肃降无力:水溢肌肤,可以形成水肿。

4. 皮毛病变　生理上皮毛之荣华有赖肺气之宣发,一旦肺有疾病,皮毛将失去滋养,表现为皮肤干燥、无泽、瘙痒,或易过敏、易长疮疡等。

5. 鼻窍失养或壅堵　表现为不知香臭,嗅觉减弱,鼻塞,鼻干燥,流涕不止,头昏,头痛,健忘等。

(三) 肺系病证的辨证与治疗

1. 风寒束肺

【临床表现】

恶寒,发热,鼻塞,流涕,喷嚏,咳嗽,痰稀薄,无汗,头痛,身痛,苔薄白,脉浮紧,指纹浮红。

【治法】

散寒解表,宣肺止咳。

【代表穴位与手法】

清肺平肝,掐揉二扇门,点小天心,揉外劳宫穴,揉掌小横纹,开天门,推坎宫,运太阳,掐揉耳后高骨,拿风池,拿风府,拿合谷。

2. 风热犯肺

【临床表现】

恶风,发热,鼻塞,浊涕,咳嗽,痰黄,口渴,咽喉不利,有汗,苔薄黄,脉浮数,指纹浮。

【治法】

疏风清热。

【代表穴位与手法】

清肺平肝,点肺俞,揉掌小横纹,清天河水,拿曲池,拿颈夹脊,开天门,推坎宫,运太阳,掐揉耳后高骨,拿肩井,分推肩胛骨,拿列缺。

3. 燥邪伤肺

【临床表现】

口干、鼻干或痒、咽干、耳干、干咳无痰、咽喉不爽,或恶风发热、舌红、苔薄而干、脉浮数、指纹浮而滞。

【治法】

肃肺润燥。

【代表穴位与手法】

清肺平肝,揉二人上马,清天河水,开天门,推坎宫,运太阳,掐揉耳后高骨,点揉天突,推下天柱骨,揉膻中及乳根。

4. 风湿袭表

【临床表现】

全身酸胀、困重,头痛且重,恶寒发热,有汗而热不解,胸闷,脘痞,恶心呕吐,口不渴,苔白滑,脉濡,指纹青。

【治法】

发散风湿,疏通经络。

【代表穴位与手法】

清肺经,清大肠经,推上三关,运内八卦,清补脾经,开天门,推坎宫,运太阳,掐揉耳后高骨,捏脊与推背俞穴,拿风池并颈夹脊,拿肩井。

5. 痰热壅肺

【临床表现】

咳嗽,气喘息粗,痰多、黏稠、色黄、不易咳出,鼻流浊涕,咽痛,口渴,伴有发热,头痛,烦躁不宁,尿少色黄,大便臭秽稀黄,舌红,苔黄腻,脉滑,指纹色紫。

【治法】

清肺泻热,化痰。

【代表穴位与手法】

清肺经,运内八卦,揉掌小横纹,清天河水,拿肩井,揉肺俞,分推肩胛骨,分推腹阴阳。

6. 痰湿阻肺

【临床表现】

咳嗽重浊,咳声不扬,声嘶,鼻塞,气喘息粗,痰多、黏稠、色白,胸闷,纳呆,苔白腻,脉滑,指纹滞。

【治法】

燥湿化痰。

【代表穴位与手法】

清肺平肝,运内八卦,揉掌小横纹,退六腑,揉天突,揉丰隆,肃肺,揉膻中,开璇玑。

7. 肺阴虚

【临床表现】

干咳无痰或痰中带血,或痰少而黏、不易咳出,或阵咳连声,咽干,口燥欲饮,喉痒声嘶,手足心热,潮热,盗汗,舌红,少苔,脉细数,指纹滞。

【治法】

滋阴润肺。

【代表穴位与手法】

清补肺经,补肾经,揉二人上马,水底捞明月,清天河水,推揉膻中穴,揉肺俞穴。

8. 肺气虚

【临床表现】

自汗,畏寒,反复感冒,咳嗽,气短,声低气怯,懒于言语,舌淡,苔白,脉虚弱。

【治法】

补益肺气。

【代表穴位与手法】

补肺经,补脾经,推上三关,揉肺俞,拿肩井。

三、心系病证的辨证与治疗

(一) 生理功能与特点

心位于胸中,与小肠相表里。心的主要生理功能为藏神和主血脉;心开窍于舌,在体为汗,其华在面,其色赤而应火。由于神有广义和狭义之分,广义的神为整个人的生命活动,狭义的神则指人的情志、思维和意识等精神活动,它们都为心所主,即心关乎人的生命和思维意识状态。古人认为"心为神之舍"即"神舍于心"。心主神明,如功能正常,则人充满活力,人之睡眠安稳,思维不乱,意识清晰。水谷之精微上输胸中,与自然之清气相合形成宗气,宗气灌注血脉,是人体主要的能量来源。血脉为心所主,血脉联于心,分布于全身,无处不有,既保证气血的运行和分布,也是维持神机(生命)运行的根本保证。心为火脏,小儿初生,知觉未开,见闻易动,自我控制之力较差,易喜、易怒、易惊,故传统儿科认为"小儿心常有余"。

（二）心病的辨证思路

1. 神明无主

（1）整体生命活力降低:倦怠、乏力、神疲、心累、心慌、气短、适应性差等;以及因脏腑功能低下而出现的与循环、水液代谢、生殖、内分泌、语言、行为、意识等异常有关的病症。

（2）神失所控:狂躁、妄语、妄见、痴呆、智障、脑瘫、癫痫、厥证等,痰火扰心则见夜啼、惊叫、秽语、不能自主等。

（3）神不守舍:睡中突然惊醒,夜啼,注意力不集中等。

2. 血脉失其所主

（1）虚证:头昏、头晕、血证、紫癜等,以及心悸、怔忡、心慌、指纹淡、脉虚。

（2）血脉瘀阻:痛证、痹证、真心痛、胸中窒闷、唇色青紫、四肢不温、舌质淡或紫,可见迟、涩、结、代等脉、指纹滞。

3. 汗之异常

（1）气随汗泄,阳随阴亡:自汗,动则汗出,动则喘喝,漏汗不止,冷汗淋漓。

（2）阴虚内热:盗汗。

（3）汗出不畅:中暑,高热,烦躁等。

4. 窍道失其主,舌为心之苗　凡舌体病变,如口舌生疮,口腔溃疡,舌体红肿、赤痛等可以从心功能失常去辨证。

5. 心火下移小肠　心与小肠相表里,心火可移热于小肠,引发小便频数、尿赤、尿痛等。

（三）心系病证的辨证与治疗

1. 心气虚

【临床表现】

心悸不宁、胸闷、气短、自汗、活动后加重,甚至喘咳、喜蜷卧、神疲倦怠、嗜睡、不愿离开父母、懒于言语、面色㿠白、舌淡、苔白、脉细无力、指纹色淡。

【治法】

益气补心。

【代表穴位与手法】

补心经,补脾经,推三关,揉内关,揉膻中,揉心俞。

2. 心阳虚

【临床表现】

在心气虚主症的基础上出现畏寒,肢冷,手足青紫,小便清长,面色白,冷汗,舌淡胖或紫暗,苔白滑,脉沉迟而细,指纹紫滞。

【治法】

益气温阳。

【代表穴位与手法】

在心气虚治疗的基础上加纵擦脊柱胸段两侧,揉关元,揉气海,运丹田,横擦小腹与腰骶。

3. 心血虚

【临床表现】

心悸,怔忡,烦扰难眠,夜啼,头昏,头痛,健忘,注意力不集中,面色无华,唇甲色淡,舌质淡,脉细弱,指纹色淡。

【治法】

养心安神。

【代表穴位与手法】

补心经,补脾经,揉神门,揉内关,揉心俞,揉足三里,囟门推拿法。

4. 心阴虚

【临床表现】

在心血虚的基础上出现两颧发红,常于午后、夜间吵闹、夜啼,潮热,盗汗,舌体瘦小、苔少,脉细数,指纹色深红。

【治法】

滋阴清热。

【代表穴位与手法】

揉神门,揉心俞,补肾经,揉内劳宫,揉二人上马,揉三阴交,揉太溪,揉涌泉。

5. 心胆虚怯

【临床表现】

心悸不宁,坐卧不安,多梦,易惊醒,夜啼,恶闻声响,食少纳呆,苔薄白,脉细数,指纹色淡。

【治法】

安神定志,补益阳气。

【代表穴位与手法】

补心经,清肝经,掐揉五指节,揉内关,揉心俞,振中脘,振膻中,揉百会及四神聪,点揉足三里。

6. 心火亢盛

【临床表现】

夜卧不安、夜啼声宏、面赤、口渴、小便黄、舌尖红绛,或口舌生疮、口腔溃疡,或见吐血、衄血,或见肌肤疮疡、红肿热痛,脉数有力,指纹色绛或暗紫。

【治法】

清心泻火,宁心安神。

【代表穴位与手法】

清心经,清小肠,捣揉小天心,揉二人上马,掐总筋,水底捞月,清天河水。

7. 痰迷心窍

【临床表现】

面色晦滞、泛恶欲呕、意识模糊、语言不清、喉有痰声、甚则昏不知人、舌苔白腻、脉滑,或精神抑郁、表情淡漠、神志痴呆、举止失常,或突然仆地、不省人事、口吐痰涎、喉中痰鸣、两目上视、手足抽搐,口中发出猪、羊般叫声,舌苔白腻,脉滑,指纹紫滞。

【治法】

豁痰开窍。

【代表穴位与手法】

补脾经,清心经,运内八卦,掐揉五指节,捣揉小天心,揉丰隆,囟门推拿法,开璇玑,掐老龙。

8. 痰火扰心

【临床表现】

面赤,气粗,口渴,烦扰不宁,夜啼,小便黄赤,大便秘结,精神错乱,神昏谵语,躁狂,妄动,舌质红,苔黄腻,指纹紫滞。

【治法】

清热化痰,宁心安神。

【代表穴位与手法】

清心经,清肝经,清小肠,清天柱骨,运内八卦,掐揉五指节,捣揉小天心,清天河水。

9. 心血瘀阻

【临床表现】

胸闷不舒,夜啼不安,胸痛,健忘,面色无华,唇甲青紫,舌质暗红或有瘀斑、瘀点,脉涩或结代,指纹滞。

【治法】

活血化瘀,理气通络。

【代表穴位与手法】

清心经,清肝经,点心俞,运内八卦,揉内关,捣揉小天心,揉一窝风,揉极泉,捏脊法。

10. 小肠实热

【临床表现】

心烦,口渴,口舌生疮,小便赤涩,尿道灼痛、尿血,舌红苔黄,脉数,指纹紫。

【治法】

清心导赤。

【代表穴位与手法】

清心经,清小肠,揉总筋,掐揉小天心,清天河水,揉二人上马,推箕门。

四、肝系病证的辨证与治疗

(一) 生理功能与特点

肝位于胁下,与胆相表里。肝主疏泄,藏血,在体合筋,开窍于目,其华在爪,其色青而应风。肝之疏泄条达主要表现为:调畅气机,舒畅情志,疏泄胆汁以助消化。小儿肝气条达,则情绪正常,不抑郁,不烦躁;木以疏土,土能涵木,二者协调,土木繁荣,则保障消化、吸收和气血的转输。肝为将军之官,胆为少阳春升之气,其性多风。由于小儿如春天草木,生长发育迅速,患病又多动,多惊风,故古人谓"小儿肝常有余"。

(二) 肝系病证的辨证思路

1. 肝不藏血　生理上肝脏储存血液、调节血液、防止出血,使之循常道和安稳运行。

(1) 各种血证:如咯血、衄血、便血等。

(2) 肝脏本身及其形体官窍失养:如右胁下隐隐作痛,双目干涩、夜盲、近视、弱视,转筋,肢体抽动,肢体麻木、屈伸不利等。

2. 肝失疏泄

(1) 不能疏泄气机以调情志:就小儿而言,每遇七情变故,多不能持久,喜怒转变多在转瞬之间,故古人认为小儿病因单纯,无情志烦忧。其实,小儿情志定式正在形成,早日关注和引导将有益于小儿一生。

(2) 情志失调:可见于小儿遗尿、夜啼、胆怯、多动症、抽动秽语综合征、孤独症等。

(3) 疏泄胆汁、助消化的功能失调:多影响脾胃,见小儿厌食、腹泻、便秘、呕吐等病症。古人所谓"见肝之病,知肝传脾",即治疗上除了健脾,还应疏肝。

3. 筋失所养,筋脉拘急　生理上筋有赖于肝血滋润濡养,故肝血充足,筋得其养,则筋力强健,运动灵活、有力、耐疲劳;若筋脉失养,筋脉拘急,失去柔和之性,可表现为多动,肢体屈伸不利,麻木,手足震颤、抽搐,甚则角弓反张、惊风等。

4. 魂失所藏　《灵枢·本神》篇:"肝藏血,血舍魂。"若肝血不足,魂失所藏,夜游于外,可见小儿自控力差,或根本不能自我控制,多梦、易惊恐、夜啼、躁扰不宁、卧寐不安、梦游、梦语等。

5. 目窍不荣与壅塞　各种目疾主要从肝论治,若肝血不足,则目失所养,可表现近视、弱视、视物不清、两目干涩;肝火上炎则目赤、肿痛等。

6. 阳刚太过　肝为将军之官,体阴而用阳,若刚强太过,则阳热易于亢奋,临床可见急躁易怒、打骂毁物、胁肋灼痛、口苦、狂躁等症,且以实证和热证居多。

(三) 肝系病证的辨证与治疗

1. 肝郁气滞

【临床表现】

情志抑郁或性情急躁,胸闷,喜叹息,食欲不振,胁痛,脘腹胀痛,嗳气,口苦,大便不调,苔薄白,脉弦,指纹滞。

【治法】

疏肝解郁,理气和中。

【代表穴位与手法】

清肝经,清心经,运内八卦,揉膻中,搓摩胁肋,开璇玑。

2. 肝火上炎

【临床表现】

面红目赤,衄血,头痛,头晕,胁肋疼痛,急躁易怒,烦躁难寐,夜啼,多动,惊风,口干,口苦,或呕吐黄苦水,小便短赤,大便秘结,舌红苔黄,脉弦数,指纹紫。

【治法】

清肝泻火。

【代表穴位与手法】

清肝经,清心经,退下六腑,水底捞明月,推桥弓,搓摩胁肋,分推腹阴阳,推下七节骨。

3. 肝经风热

【临床表现】

目赤、痒痛,迎风流泪,眵多而黄,或兼发热,恶风,汗出,口渴,舌红,脉浮数,指纹浮。

【治法】

疏风清热,凉肝散邪。

【代表穴位与手法】

清心经,清肝经,开天门,推坎宫,揉太阳,掐揉耳后高骨,掐揉四白,捣揉小天心。

4. 肝风内动

【临床表现】

起病突然,昏厥、抽搐、痉挛或肌肉瞤动,四肢麻木,眩晕,头痛,呕吐,吐物多为痰涎、黏液,舌红,少苔,脉弦数。

【治法】

平肝,息风,潜阳。

【代表穴位与手法】

清肝经,清心经,掐五指节,掐合谷,清天河水,掐人中,推桥弓,下推天柱骨,拿委中,点揉三阴交,擦涌泉。

5. 肝血不足

【临床表现】

面色、爪甲无华,眼睛干涩或视物模糊,夜盲、弱视、斜视与近视,夜啼,惊惕,肢体麻木,肌肉瞤动,骨节时有疼痛,舌淡,脉细。

【治法】

滋补肝血。

【代表穴位与手法】

补肾经,补脾经,揉二人上马,揉太阳,振按四白,揉肾俞,摩腹,揉腹,按揉足三里。

6. 寒滞肝脉

【临床表现】

少腹冷痛、拘急,小儿因痛而哭闹,得温则舒,遇寒更甚,或见疝气,或兼见形寒肢冷,舌淡,苔白滑,脉沉紧或迟,指纹滞。

【治法】

暖肝散寒。

【代表穴位与手法】

补肾经,揉外劳宫,运外八卦,揉一窝风,推上三关,搓摩胁肋,横擦小腹和腰骶。

7. 肝胆湿热

【临床表现】

面黄、目黄且黄色鲜明,倦怠乏力,食少,脘腹痞满、胀闷或痛,或皮肤疱疹、瘙痒,小便短赤,大便不调,苔黄腻,脉滑数,指纹紫滞。

【治法】

清热利湿,疏肝利胆。

【代表穴位与手法】

清肝经,清大肠,清小肠经,掐揉四横纹,揉板门,运内八卦,清天河水,搓摩胁肋,推箕门,推下七节骨。

8. 胆郁痰扰

【临床表现】

胆怯易惊,表情淡漠,缺乏生机,时有躁动,惊恐不安,呕恶,口苦,舌红,苔黄腻,脉濡,指纹滞。

【治法】

清热利胆,豁痰开窍。

【代表穴位与手法】

开天门,推坎宫,摩百会,点揉四神聪,揉风池,揉风府,搓摩胁肋,揉乳根,捏脊,点揉丰隆。

五、肾系病证的辨证与治疗

(一) 生理功能与特点

肾位于腰部,左右各一,与膀胱相表里。肾藏精,主生殖与生长发育,统摄一身之水液,主纳气,主骨,生髓,通于脑,开窍于耳及前后二阴,其华在发,其色黑应水。小儿初生,生长发育旺盛,对精血需求与日俱增;小儿离开母体,先天之精已经不再增加,只会随着人体之利用而不断被消耗。故古人谓"小儿肾常不足""肾病多虚""肾无实证"等。

(二) 肾系病证的辨证思路

1. 精失所藏　生理上肾藏精,主生殖与生长发育,肾中所藏之精包括先天之精和后天之精。先天之精禀受于父母,后天之精来源于饮食水谷。两者均贮藏于肾,称为"肾精"。"肾精"不足表现为人体生长发育和生殖功能异常。

(1) 先天发育不全:如脑瘫、各种先天性缺陷、畸形或疾病等。

(2) 各种反射建立不全或迟缓:如遗尿、泄泻、夜啼、语言障碍等。

(3) 身体发育迟缓:如矮小、鸡胸、扁平胸、五迟、五软等。

(4) 智力发育迟缓:智力较同龄儿童差。

(5) 天癸产生障碍:男孩女性化,女孩男性化;青春期男子无排精,女子月经周期不能正常建立,或闭经等。

(6) 头发病变:由于发为血之余,精不化血,因此出现头发发育不良,如头发稀疏、脱落、少年白、斑秃等。

2. 肾主骨、生髓、通于脑异常　肾藏精,精能生髓,髓分骨髓、脊髓和脑髓。肾中精气充足,则骨髓、脊髓和脑髓来源充足,骨得养,脊坚强,脑机灵。反之肾中精气不足,髓海不满,则骨、脊与脑均不得充养。

(1) 骨髓不满:见骨骼脆弱无力,走路不稳,囟门迟闭,身高不达标,生长发育迟缓。由于"齿为骨之余",牙齿的生长赖肾中精气充养,若肾中精气充足,则出牙有序,牙齿坚固;亏虚则出牙过晚,容易脱落,或牙齿畸形等。

(2) 脊髓不满:见各种脊柱病变,特别是强直性脊柱炎,以及腰膝酸软、四肢痿软等。

(3) 脑髓不满:"脑为之不满,耳为之苦鸣,头为之苦倾,目为之眩",还可表现为夜啼、二便失调、反应迟钝等。

3. 水失温化　主水是肾脏极为重要的功能,肾位于下焦,全身的水液最终汇聚肾脏,由肾气和肾阳对其进行温化蒸腾,有用的水分重新上升供人体利用,废物则以小便形式排出。一旦肾气与肾阳不足,整个水液代谢过程将会失调。

(1) 水液失去温化,关门不闭:寒水下趋,出现小便清长、频数、遗尿、小便失禁、癃闭等。

(2) 水液不循常道:溢于肌肤产生水肿,聚于局部产生饮证。

(3) 蒸腾无力:出现上虚(燥证为主)下实(水肿、肢体困重)之候。

4. 肾不纳气　肾为气之根,若肾虚不能纳气,出现呼多吸少,吸气困难。小儿久咳、久喘及哮喘反复发作,当从"肾不纳气"论治。

5. 窍道失荣与壅塞　肾开窍于耳和前后二阴。开窍于耳,是指两耳依赖肾精充填,靠肾气温养;开窍于前后二阴,主要为肾气开阖有助于大小便的排出。

(1) 耳窍失充、失养:表现为耳鸣,耳聋,耳道堵塞感,听力减退,言语与语言障碍,以及部分眼睛疾病,如近视、弱视等。

(2) 二阴病变:表现为便秘、痔疮、便血,和小便失禁、遗尿、癃闭等。

6. 大病、久病必损及肾　其他脏腑病变,如病势骤急,发展迅速,或一般疾病长期未愈,最终可能影响肾。这为其他脏腑疾病从肾论治提供了思路。

(三) 肾系病证的辨证与治疗

1. 肾阳虚

【临床表现】

面色㿠白,神疲气怯,嗜睡,形寒肢冷,完谷不化,腰膝无力,行迟、立迟,遗尿,舌淡,苔白,脉细或沉迟无力,两尺尤甚,指纹淡。

【治法】

温补肾阳。

【代表穴位与手法】

补肾经,运土入水,揉外劳宫,摩腹,运丹田,横擦腰骶和小腹。

2. 肾虚水泛

【临床表现】

尿少身肿,小便清冷,畏寒,腹胀或心律不齐,痰喘频发,舌淡、胖嫩有齿痕,脉沉弱,指纹淡。

【治法】

温肾助阳,行气利水。

【代表穴位与手法】

补肾经,清小肠,揉外劳宫,推三关,摩腹,揉关元,气海,推七节骨,横擦小腹,腰骶,推箕门。

3. 肾阴虚

【临床表现】

形体消瘦,颧红,午后潮热、盗汗,耳鸣、耳聋,口燥咽干,夜啼,易惊,舌干红,少苔,脉细数,指纹淡。

【治法】

滋补肾阴。

【代表穴位与手法】

补肾经,清小肠,水底捞明月,揉二人上马,清天河水,揉三阴交,擦涌泉。

4. 肾气不固

【临床表现】

神疲,气短,久喘、久咳,二便失禁,小便清冷,大便水样,舌淡,脉虚,指纹淡。

【治法】

补益肾气。

【代表穴位与手法】

补肾经,补脾经,揉百会,揉关元,揉气海,捏脊,推上七节骨,揉龟尾,横擦腰骶。

5. 肾精不足

【临床表现】

五迟,五软,头颅、形体发育不良,身材矮小,动作迟缓,语言、智力低于同龄小儿,视力下降,近视、弱视,耳鸣、耳聋,舌淡,脉细,指纹淡。

【治法】

补益肾精。

【代表穴位与手法】

补肾经,补脾经,揉二人上马,推肾顶,囟门推拿法,点四神聪,推上三关,擦揉腰部,擦脊,摩关元。

6. 膀胱湿热

【临床表现】

尿频、尿急、尿痛(啼哭),尿黄赤或混浊,或有恶寒发热,舌红,苔黄,脉数,指纹绛。

【治法】

清热利湿、缓急止痛。

【代表穴位与手法】

清天河水,清小肠,捣揉小天心,揉二人上马,清天河水,推箕门。

（李　芳）

第四节　小儿推拿的作用与优点

一、小儿推拿的作用

小儿推拿是以手法刺激小儿相应的穴位和经络,调节经气,调和阴阳,调理脏腑、气血,补虚泻实,适其寒温和顺应升降等,通过小儿机体自身去改善体内状态,达到脏腑组织间的新的阴阳平衡和人体与自然间的和谐。

二、小儿推拿的优点

1. 简单易学,方便易行　小儿推拿操作简单,易学易懂,只要按照要求,遵循它的规律,几次操作练习就可以掌握基本的方法。它不受医疗条件的限制,随时随地都可以实施。这样不仅应用方便,而且节省费用。

2. 见效快、疗效高　临床证明,小儿推拿对小儿常见病、多发病都有较好的疗效,尤其对于消化道疾病效果更佳。对许多慢性病、疑难病也有比较好的疗效。

3. 安全稳当、不易反弹　只要对疾病诊断正确,依照小儿推拿的操作方法合理进行施治,一般不会出现危险或不安全的问题。应用推拿疗法治疗疾病,不会出现反弹及任何并发症。

4. 没有毒副作用,利于疾病康复　小儿推拿是一种单纯的手工理疗手法,治疗中避免了某些药物的不良反应或毒性反应,同时也纠正了药物因剂量不适而对患者身体所引起的不良反应或危害,是一种有利无害的治疗方法,完全符合当今医学界推崇的"无创伤医学"

和"自然疗法"的要求。

5. 治病去根,不易复发　慢性病复发的根本原因在于疾病所涉及的脏腑或气血功能下降。小儿推拿根据中医基本理论,对于易反复发作的慢性病,都可以针对病因,通过手法施术,加强气血循环,恢复其脏腑功能,达到治病去根的目的;对于急性病,本来其机体功能就没有多大损失,又加之推拿过程重视功能的调治,更不会遗留病根;对于反复发作的病症,可因人体素质的调补减少复发几率。对于身体虚弱者,不仅可以治愈已发疾病,同时也可提高免疫功能。

6. 小儿不受痛苦,易于接受　小儿疾病难治的一个重要原因在于,治疗、服药过程中小儿常常哭闹、抗拒、不配合。应用小儿推拿疗法,小儿不会有任何痛苦感,甚至感到是一种享受,能够消除小儿在疾病治疗过程中的恐惧心理。

7. 预防保健,适于推广　小儿推拿除了有良好的治疗效果外,还有非常好的保健功能。经常运用小儿保健按摩,可以增强小儿体质、提高小儿的抗病能力,非常适用于社会推广。

(彭　炼)

第五节　小儿推拿的适应证与禁忌证

一、小儿推拿的适应证

小儿推拿疗法适用的对象一般是 6 个月以上、12 岁以下的小儿,尤其适用于半岁至 3 岁的婴幼儿。12 岁以上的孩子也可以应用此法,但因为随着年龄的增长,机体对推拿的感知力下降,所以疗程相对要长一些。小儿推拿治疗范围广泛,可治腹泻、呕吐、疳积、便秘、腹痛、脱肛、发热、咳嗽、惊风、遗尿、肌性斜颈、斜视、小儿瘫痪等。

二、小儿推拿的禁忌证

小儿推拿疗法治疗范围广泛,效果良好,但也有一些情况不适合使用:
1. 皮肤发生烧伤、烫伤、擦伤、裂伤及生有疥疮者,局部不宜推拿。
2. 某些急性感染性疾病,如蜂窝织炎、骨结核、骨髓炎、丹毒等患者不宜推拿。
3. 各种恶性肿瘤、外伤、骨折、骨头脱位等患者不宜推拿。
4. 某种急性传染病,如急性肝炎、肺结核病等患者不宜推拿。
5. 严重心脏病、肝病患者及精神病患者,慎推拿。

小儿疾病的病理特点决定了小儿发病容易、传变迅速,治疗不当或不及时会影响疾病的预后转归,故推拿疗法应由专业医师执行,且必要时需配合内治法协同治疗。

(彭　炼)

第六节　小儿推拿常用介质

小儿肌肤娇嫩,在推拿时为了减少对皮肤的损伤,或借助某些药物的辅助作用增强疗效,推拿医师常在手上或施术部位涂一点类似润滑油的物质,这就是通常所说的小儿推拿介质。下面介绍几种常用的推拿介质,在推拿时可根据病情灵活选用。

（一）滑石粉

医用滑石粉或爽身粉均可。本品有润滑皮肤、干燥除湿的作用。对于婴幼儿及皮肤娇嫩者，一年四季均可使用。

（二）鸡蛋清

把生鸡蛋打一小洞，然后倒置，取渗出的蛋清使用。有清热除烦、消积导滞的功效，用于消化不良、热性病或久病后期烦躁失眠、手足心热等病症。

（三）薄荷水

取新鲜薄荷叶或干薄荷叶（鲜者最好），浸泡于适量开水中，容器加盖存放 8 小时后，去渣，取汁液应用。小儿在炎热季节常用。因其有疏散风热、清利头目、透疹的作用，故对风热感冒或风热上犯所致的头痛、目赤、咽痛等，或痘疹初期隐隐不透，或麻疹将出之际，均可用薄荷水作介质。

（四）酒精

20%~30% 的酒精有清热消暑、润滑肌肤的作用，一般在夏季使用，对小儿外感发热能起到退热的辅助疗效。

（五）白酒

白酒即食用白酒，有活血祛风、散寒除湿、通经活络的作用，对发热患者尚有降温作用，一般用于急性扭挫伤。

（六）冬青膏

冬青膏由冬青油、薄荷脑、凡士林和少许麝香配制而成，具有消肿止痛、祛风散寒之功效，常用于治疗软组织损伤和小儿虚寒腹泻。

（七）生姜汁

取鲜生姜适量切碎、捣烂，取汁液应用。小儿在冬春季节，常用姜汁，取其辛温，具有发汗解表、温中健胃、助消化之功效。既可用于风寒感冒，又可用于胃寒呕吐及腹痛、腹泻之证。

（八）葱白汁

取葱白适量，切碎、捣烂，取汁液应用。葱白能散在表之风寒，有发汗解表、散寒通阳之作用。对于感冒风寒的轻症，常用葱白汁作介质，此外，对于因寒凝气滞所导致的小便不利，也可使用本品。

（九）婴儿油

家庭中常用的婴儿油也可作为一种按摩介质。婴儿油是针对小儿的娇嫩皮肤而研制的，特性比较温和，一般可作为润滑的介质来使用。

其他介质如凉水可以用于退热，风油精可用于风热感冒，肉桂液可用于冬季畏寒体虚者等，在实际操作中可以灵活、恰当地选用。

（彭　炼）

复习思考题

1. 小儿的生理病理特点是什么？
2. 小儿身高与体重正常数值的推算公式是什么？
3. 试述小儿脏腑辨证论治的特点。
4. 简述小儿推拿的作用与优点。
5. 简述小儿推拿的适应证与禁忌证。

第 二 章

小儿推拿常用手法

导学

学习目的:通过学习小儿推拿常用手法,为临床防治儿科疾病和儿童保健奠定基础。

学习要点:掌握常用小儿推拿手法的操作、动作要领、适用部位及临床应用。

第一节 单式手法

一、推法

【概述】

用拇指端外侧或螺纹面,或示、中两指螺纹面在穴位上做直线或旋转推动,小儿推法是从成人推法演变而成的,它属于螺纹推的范畴,根据其操作形式不同,分为直推、旋推、分推、合推法四大类。

【操作】

1. 直推法　以拇指指端的桡侧缘,或以拇指螺纹面,或示、中两指指腹在穴位上作直线推动,称为直推法。离心推为清,向心推为补,来回为清补。直推法常用于线状穴位,如推七节骨、推大肠、开天门、推坎宫等。

2. 旋推法　以拇指螺纹面在穴(部)位上作顺时针方向的旋转推动,称为旋推法(图2-1)。旋推法常用于面状穴位,如旋推脾经、肺经、肾经等。

3. 分推法　以两手拇指的桡侧缘或螺纹面,或双手大鱼际,或用双手示、中二指的螺纹面从穴位中央向两旁作反向推动,称为分推法。分推法常用于线状穴位,临床上用于分推坎宫、分推手阴阳、分推胸阴阳、分推背阴阳等。

4. 合推法　用双手拇指螺纹面,或双手大鱼际,或用双手示、中二指的螺纹面从穴位两旁向中间做单方向的合向推动,称为合推法。合推法常用于线状穴

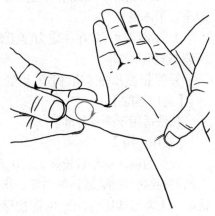

图2-1　旋推法

19

位,如合推坎宫、合推手阴阳、合推胸阴阳、合推背阴阳等。

【动作要领】

1. 肩、肘、腕关节自然放松,指间关节伸直。

2. 直推法为单方向直线推动;旋推法的运动轨迹是个环形或弧形,表面有摩擦,同时带动深层组织回旋运动;分推法为以穴位中点向外直线或弧形推动;合推法为以穴位中点向内直线或弧形推动。

3. 动作均匀、柔和,频率为每分钟 240~300 次。

【适用部位】

直推法主要用于小儿特定穴的线状穴、五经穴,多用于头面部、脊柱部、四肢部,如推攒竹、推天柱骨、推三关、推膻中、推脊、推箕门等。有向上(向心)为补、向下(离心)为清之说。

旋推法主要用于五经穴、面状穴,如旋推脾经、肺经、肾经等,旋推为补。

分推法多用于面状穴、线状穴及平面部位,头面、胸腹、腕掌和肩胛部,如分推坎宫、分手阴阳、分推膻中、分推肩胛骨、分腹阴阳等,能分利气血。

合推法可用于手腕大横纹,合手阴阳能行痰散结。

【临床应用】

推法是小儿推拿常用手法之一,施术时需要使用适量的介质,根据病情选取介质,从而达到清热散结、疏通经络、理气止痛等作用,适用于儿科各种常见病和多发病。

二、按法

【概述】

用拇指指端、中指指端,或掌心、掌根按压在一定的穴(部)位上的手法,称按法(图 2-2)。由于进行按压所用的部位不同,分别可称之为指按法、掌按法。

【操作】

用手指按称指按法,常作用于穴位;用手掌按称掌按法,常用于腹部。

【动作要领】

1. 以手指螺纹面或手掌自然着力,用力方向尽可能垂直于体表。

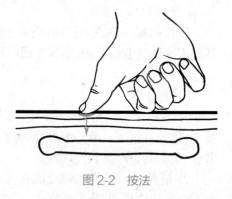

图 2-2　按法

2. 逐渐加力,并在一定力度上维持一定时间,即所谓"按而留之"。

3. 根据患儿的体质、病情、耐受力等决定刺激量的大小。

【适用部位】

按法适用于全身各部。

【临床应用】

按法的刺激量相对较强。该法具有疏通经络、活血化瘀、散寒止痛的作用。常用于治疗头痛、胃脘痛、腹痛、跌仆损伤等。指按法在小儿推拿中较为常用,可用于全身各部穴位。按法临床上常与揉法结合使用,即按揉法。

三、拿法

【概述】

用拇指指端和示、中两指指端或用拇指指端与其余四指指端相对用力，提拿一定部位和穴位，进行一紧一松的提拿动作，称拿法（图 2-3）。

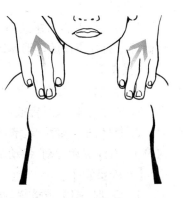

图 2-3　拿法

【操作】

用拇指和示、中两指或用拇指与其余四指相对用力，在身体的一定部位或穴位上作一紧一松的提拿动作，可单手或双手操作。拿法为小儿推拿中常用方法之一。

【动作要领】

用力应由轻而重，轻柔缓和，有节奏性和连贯性，不能突然用力。

【适用部位】

拿法适用于颈项、肩部、四肢、腹部等部位。

【临床应用】

拿法是重要的放松手法，具有疏经通络、行气活血、散寒祛邪等作用；腹部拿法可减肥、助消化；提拿肚角具有镇痛的良效。拿肩井为常用收势。

四、揉法

【概述】

用拇指指端或中指指端，或掌根，或大鱼际，或小鱼际紧紧附着于穴（部）位，和缓、回转地揉动，称揉法。

【操作】

以拇指指端或以中指指端，或掌根，或大鱼际，或小鱼际，附着于穴（部）位上，顺时针或逆时针方向旋转揉动。根据接触面的不同，有指揉法、掌根揉法、鱼际揉法。

【动作要领】

1. 肩、肘、腕关节放松，以指面或掌面自然吸定于一定部位或穴位上（图 2-4）。

2. 动作要灵活、协调，缓和而有节律性，频率为每分钟 120~160 次。

图 2-4　揉法轨迹

【适用部位】

揉法适用于全身各部位或穴位。指揉法常用于点状穴；掌根揉法、鱼际揉法则常用于面状穴。

【临床应用】

揉法柔和舒适，最能放松；指揉法多用于点状穴位，常与点、按、振等法结合，形成 3 或 5 揉 1 点（按、振）定式。掌揉法多用于腹部，消散力强，是治疗小儿腹痛、腹胀、食积、便秘等的重要方法。鱼际揉多用在面部。

五、摩法

【概述】

以示、中、无名指螺纹面或手掌附着在体表一定部位,以指间关节连同腕部或腕关节前臂做环形而有节律的环形摩动,称摩法。因所用部位不同又可分为掌摩、指摩。

【操作】

1. 掌摩法　术者手掌自然伸直,用掌面着力,附着于一定部位或穴位上,前臂主动运动,带动腕关节做顺时针或逆时针方向环形摩动。

2. 指摩法　术者指、掌自然伸直,示、中、无名指和小指并拢,用指面附着于一定部位或穴位上,前臂主动运动,带动腕关节做顺时针或逆时针方向环形摩动。

【动作要领】

1. 肩、肘、腕关节放松,指腹或手掌自然着力,不可用力下压。

2. 以腕关节带动手指或以前臂带动腕关节在被操作部位做环形摩动(图 2-5)。

3. 动作缓和、协调,频率约为每分钟 100 次。

【适用部位】

摩法常用于胸腹、胁肋和颜面部。

【临床应用】

摩法力度很轻,患儿感觉舒适。摩囟门、摩中脘、摩关元、摩神阙等为温补,用于体虚;摩中脘、摩腹又能消食、化积、行气,用于脘腹胀满、肠鸣腹痛等。摩法有缓摩为补、急摩为泻的说法。

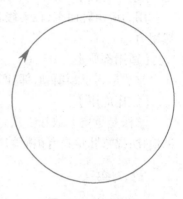

图 2-5　摩法轨迹

六、运法

【概述】

用拇指指面或示指指面,或示、中、无名指指面在穴(部)位上由此及彼做弧形或环形移动,称运法。

【操作】

以指面在一定穴(部)位上,由此及彼作弧形或环形推动,又可分为拇指运法、中指运法、多指运法。频率为每分钟 80~120 次。如运内劳宫、运内八卦、运水入土等。

【动作要领】

运法宜轻不宜重,宜缓不宜急。运法较推法用力轻,仅在体表作旋转摩擦运动,不带动深层肌肉组织。

【适用部位】

运法适用于头面、手部、腹部。

【临床应用】

运法常用于面状穴、弧线形穴。因其摩擦产热而适用于虚寒证,如运丹田。运者,运输,有转运、输送之意,能平衡起点与终点的关系,如运土入水和运水入土;也是驱邪导滞的重要方法,如运中脘、运太阳、运腹等。

七、掐法

【概述】

用手指指甲重刺穴位,称之为掐法。

【操作】

用拇指指甲或拇、示指指甲重按穴(部)位(图2-6),此法常用于急症。临床上多与揉法配合使用,称掐揉法。

【动作要领】

1. 肩、肘、腕关节放松,垂直向下逐渐用力,避免抠动。

2. 本法刺激较强,应逐渐用力,避免刺破皮肤为宜。

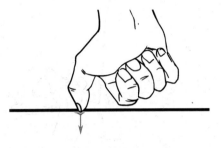

图2-6 掐法

【适用部位】

掐法常用于点状穴位。

【临床应用】

掐法适用于急救醒神,如掐人中、掐攒竹、掐合谷、掐涌泉、掐老龙等。借其强刺激发汗驱邪,用于外感,如掐耳后高骨。

八、捏法

【概述】

用拇、示两指或拇、示、中指三指提捏某一部位,称捏法。

因本法常用于背脊,故又称为"捏脊疗法",俗称"翻皮法"。捏脊法由捏法、捻法、提法、推法等多种手法动作复合而成。捏脊法分为拇指前位捏脊法和拇指后位捏脊法。

【操作】

1. 拇指前位捏脊法(图2-7) 示指屈曲,用示指中节桡侧缘顶住皮肤,拇指指端前按,拇指、示指夹住皮肤,并同时用力提捏,双手交替移动向前。

2. 拇指后位捏脊法(图2-8) 用拇指桡侧缘顶住皮肤,示、中指前节与拇指相对并同时用力提捏,随提随捏,双手交替移动向前。

【动作要领】

1. 捏拿肌肤不宜过多,但也不宜过少。过多则不易向前推动,过少则皮肤较痛,且容易滑脱。

2. 捏拿时手法不宜过重,但也不宜过轻。过重则手法欠灵活,过轻则不易"得气"。

3. 捏拿时不宜拧转皮肤。

4. 操作时,当先捏住皮肤,随后依次提拿、捻动及推动,应注意随捏、随提、随放,向前推进犹如波浪式,动作要协调。

5. 一般捏法多捏三遍以上,最后一遍操作时,每捏三提一,提时力度深重,多有皮肤与筋膜剥离声响。

【适用部位】

捏法适用于背部。

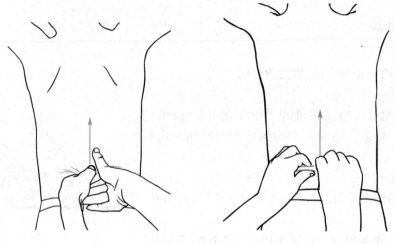

图 2-7 拇指前位捏脊法　　　　图 2-8 拇指后位捏脊法

【临床应用】

捏脊法为儿科常用手法,对治疗"积滞"一类病症有奇效,故又称"捏积法"。因为该法可强健身体和防治多种疾病,因而作为一种疗法,已被广泛应用。此法具有调和阴阳的整体调节作用,可加强人体各脏腑的功能,提高机体免疫力,尤其以健脾和胃的作用比较突出。

捏三提一强度大,小儿多哭闹,应最后操作,且不强求弹响。

九、捣法

【概述】

用中指指端或示、中指指间关节叩击穴位,称捣法(图 2-9)。

【操作】

术者以一手握住小儿手掌,使其掌心向上,另一手的手腕自然下垂,前臂主动运动,通过腕关节的屈伸运动,带动中指端或示、中指屈曲的指间关节,有节奏地叩击穴位。

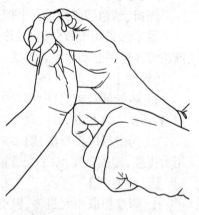

【动作要领】

1. 捣击时肩肘关节放松,以腕关节屈伸为主。
2. 捣击穴位应准,用力宜稳。

图 2-9 捣法

【适用部位】

捣法常用于小天心穴等点状穴位。

【临床应用】

本法相当于"指击法",或相当于"点法"中轻手法一类,常用于小天心穴,以安神定志。用于头部、额部,嘣嘣声响,与弹法同功,能醒神开窍。

十、擦法

【概述】

用拇指外侧缘或示指、中指指面在体表来回摩擦,或用手掌、大鱼际、小鱼际等部位摩擦,分别称为指擦法、掌擦法、鱼际擦法。

【操作】

术者用手掌面或大、小鱼际置于体表施术部位,腕关节伸直,使前臂与手掌相平,以肘或肩关节为支点,前臂或上臂做主动运动,使手的着力部分在体表做较快速的往返直线摩擦移动,使之生热。用全掌着力为掌擦法;用大鱼际着力为大鱼际擦法;用小鱼际着力为小鱼际擦法。

【动作要领】

1. 擦时不论是上下方向或左右方向,都应直线往返,不可歪斜,往返距离要拉得长些。
2. 着力部分要紧贴皮肤,但不要硬用压力,以免擦破皮肤。
3. 用力要稳,动作要均匀、连续,呼吸要自然,不可屏气,一般速度为每分钟100~120次。

【适用部位】

擦法多用于胸腹、腰背及四肢部位。

【临床应用】

擦法的功能特点是"擦以温之",即具有温经通络、行气活血、消肿止痛、温中和胃,以及提高局部的体温、扩张血管、加速血液和淋巴液循环的作用。

十一、搓法

【概述】

用双手的掌面夹住一定部位,相对用力,快速地搓转或搓摩,并同时做上下、往返移动,称为搓法。

【操作】

用双手夹住患者上下肢体或躯体的一定部位,相对用力,快速搓动,同时作上下、往返移动。

【动作要领】

1. 双手用力要适度、均衡。
2. 紧搓、慢移。

【适用部位】

搓法用于腰背、两胁及四肢部。

【临床应用】

搓法是一种较为温和的手法,它具有调和气血、疏通经络的作用;运用于柱状部位,如上肢、下肢、胸廓和胁肋等;用于四肢活血化瘀,放松肢体;用于胸廓和胁肋,顺气、化积、化痰、消痞、散结。

十二、刮法

【概述】

用汤匙或钱币的光滑边缘,或用拇指外(桡侧)缘,紧贴着皮肤由上往下或向两旁用力移动的方法,称刮法。

【操作】

小儿卧位或坐位,术者用拇指桡侧或示指、中指螺纹面,或手握汤匙、铜钱、玉环等器具,用其光滑的边缘着力,蘸润滑液,在患儿治疗部位的皮肤上,做由上向下或由内向外的直线刮动。

【动作要领】

1. 刮时要紧挨皮肤用力。

2. 刮至皮下充血,皮肤见紫红色即可。

【适用部位】

刮法常用于眉心、颈项、胸脊肋间、肘弯、膝弯等处。

【临床应用】

本法刺激较重,用时可隔一层绸绢或蘸取油类进行,以防破皮。本法的功能特点是刮以散之,即具散发郁热、疏解外邪之功,多用于风热郁热之痧证。

十三、捻法

【概述】

用拇指、示指螺纹面捏住足趾或手指各关节部位,做对称性的用力搓揉动作,为捻法。

【操作】

用拇指、示指指面或拇、示、中指指面捏住一定部位,拇指与其余手指做相对搓揉动作。

【动作要领】

操作时,动作要灵活、快速,用力要柔和、适中;动作自然连贯。

【适用部位】

捻法适用于手指、足趾。

【临床应用】

捻法能舒经活络,调畅气血,用于指、趾损伤或疼痛等;捻耳和依次捻手指与脚趾,是重要的调节心神、健脑益智之法,用于小儿脑瘫、语言障碍、耳鸣、耳聋、多动等。

十四、摇法

【概述】

被动环转运动肢体的方法称为摇法。

【操作】

术者用一手握住或扶住关节近端的肢体,另一手握住关节远端的肢体,做缓和的环形旋转运动。做颈项部被动的环转运动称颈项部摇法,依此有肩关节、腕关节、髋关节、踝关节等部位摇法。

【动作要领】

1. 动作宜缓不宜急,宜轻不宜重。

2. 移动关节的幅度宜先小后大,但是不得超越正常生理活动范围。

3. 摇动时应注意患儿耐受的情况,不得强行操作。

【适用部位】

摇法适用于人体各关节。

【临床应用】

摇法的功能特点是摇以活之,即活利关节,小儿推拿临床常用于颈项、肘、腕、踝等关节的一些病症。摇法有"寒证往里摇,热证往外摇"的说法。

（初　晓　欧阳峰松）

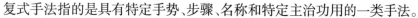

第二节 复 式 手 法

复式手法指的是具有特定手势、步骤、名称和特定主治功用的一类手法。

复式手法命名原则：依据操作时的动作形象，如"苍龙摆尾""凤凰展翅"等；依据手法和穴位命名，如"运土入水""取天河水"等。

同名异法和同法异名是复式操作手法的普遍现象。本教材主要根据历代文献和各地保存的常规操作进行整理，同名异法数及主要异法以文献摘录为名，附于相应复式手法之后。

一、黄蜂入洞

【操作】

医者以左手扶患儿之头部，右手示、中二指指端轻入患儿鼻孔揉之。一般揉动20~30次。

【动作要领】

本法操作要均匀、持续，用力要柔和、缓慢。

【适用部位】

本法适用于两鼻孔处。

【临床应用】

鼻为肺之窍，穴居鼻孔。按揉之，能宣肺气，通鼻窍，用于治疗外感风寒，发热无汗及急、慢性鼻炎，鼻塞流涕，呼吸不畅等病证。

【文献摘录】

一名七法。还有"按揉天河水""揉外劳宫""拿风门穴""跪按耳门"等。

二、猿猴摘果

【操作】

术者用两手示指、中指侧面分别夹住患儿耳尖向上提，再夹捏两耳垂向下牵拉，向上提10~20次，向下牵拉10~20次。

【动作要领】

施术用力要适当。

【适用部位】

本法适用于两耳。

【临床应用】

本法用于治疗寒痰、食积、惊惕不安、夜啼等。

【文献摘录】

一名六法。还有"捏螺蛳骨上皮""牵拉活动双手"等。

三、苍龙摆尾

【操作】

术者用右手握患儿示、中、无名指，左手自总筋至肘部来回搓揉三四次，然后用拇指、示指、中指托住肘尖，右手持小儿三指左右摇动如摆尾状，摇25~30次。

【动作要领】

本法可配合使用滑石粉等润滑介质,防止擦伤小儿皮肤。

【适用部位】

本法适用于前臂。

【临床应用】

本法具有退热、开胸、通便之功效,用于治疗胸闷、发热、躁动不安、大便秘结等病证。

【文献摘录】

一名二法。《按摩经》:"用手拈小儿小指"。

四、凤凰展翅

【操作】

医者以两手示、中二指固定患儿之腕部,同时以拇指掐患儿之精灵、威灵二穴,并上下摇动如凤凰展翅之状,摇 20~50 次。

【动作要领】

施术用力要适当,防止牵拉过度而损伤患儿关节。

【适用部位】

本法适用于腕部。

【临床应用】

本法具有救暴亡、舒喘胀、除噎、定惊之功效,常用于治疗痰食积聚、气吼痰喘、惊风等病证。

【文献摘录】

《小儿推拿广意》:"凤凰展翅法:此法性温,治凉。医用两手托儿手掌向上,于总上些,又用两手上四指在下两边爬开,二大指在上阴阳穴往两边爬开,两大指在阴阳二穴,边向外摇二十四下,掐住捏紧一刻,医左大食中三指侧拿儿肘,手向下轻摆三四下,复用左手托儿肘上,右手托儿手背,大指掐住虎口,往上向外顺摇二十四下。"

五、二龙戏珠

【操作】

一手拿捏小儿示指和无名指,一手拇、示二指卡于阴、阳二池,并由此边按捏边缓缓向上移动,直至曲池,寒证重按阳穴,热证重按阴穴,操作 3~5 次。后一手卡阴、阳二池,一手捏其示指和无名指端,两手协调,顺时针与逆时针方向各摇动 20~30 圈。

【动作要领】

操作时双手协调,节律均匀,用力适度。

【适用部位】

本法适用于前臂。

【临床应用】

镇惊,调和气血。用于惊风、夜卧不安、半表半里证等。

【文献摘录】

《幼科推拿秘书》:"此止小儿四肢掣跳之良法也。其法性温,以我食将二指,自儿总经上,参差以指头按之,战行直至曲池陷中。重揉,其指头如圆珠乱落,故名戏珠,半表半里。"

《万育仙书》："二龙戏珠,温和法。医以两手摄儿两耳轮戏之,又用两手指在儿两鼻孔揉之。"

六、赤凤点头

【操作】

医者用左手托患儿之肘尖,右手捏患儿中指上下摇之,如赤凤点头之状,摇 20~30 次。

【动作要领】

操作时,两手协调用力,摇中指宜和缓、稳定,用力宜轻柔。

【适用部位】

本法适用于前臂。

【临床应用】

本法具有消膨胀、定喘息、通关顺气、补血宁心之功效。用于治疗上肢麻木、心悸、胸胁胀满、气喘等病证。

【文献摘录】

一名五法。还有"两手置于两耳前摇头""一手拿曲池,另一手拿儿四指摇动"等。

七、水底捞明月

【操作】

一手握持手掌,一手拇指自小指根起,沿小鱼际推至小天心,转入内劳宫处,做捕捞状,后一拂而起,30~50 次。亦可将冷水滴入患儿掌心,以拇指或中指端旋推,边推边吹凉气两起。(图 2-10)。

【动作要领】

操作时双手协调,用力适度。

【适用部位】

本法适用于内劳宫周围。

【临床应用】

此法大寒,临床上主治高热、大热,对于高热烦躁、神昏谵语和属于邪入营血的各类高热实证尤为适宜。

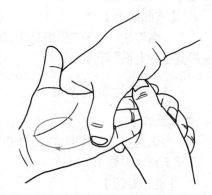

图 2-10　水底捞明月

【文献摘录】

一名六法。还有"右旋推内劳宫至天河水""从小指尖推起""小指尖—小指根旁—坎宫—内劳宫,轻拂起"等。

八、取天河水

【操作】

以拇指或示、中二指蘸冷水,由曲池推至内劳宫 1~2 分钟。

【动作要领】

动作协调,用力轻巧、柔和,方向应自上而下单向操作。

【适用部位】

本法适用于前臂及手部。

【临床应用】

性大凉,清热、退烧。用于小儿热病、发热、烦渴等。

【文献摘录】

《厘正按摩要术》:"推天河水,天河水在总筋之上,曲池之下,蘸水由横纹推至天河为清天河水;蘸水由内劳宫推至曲池为大推天河水;蘸水由曲池推至内劳宫为取天河水。均是以水济火,取清凉退热之义。"

九、打马过天河

【操作】

一手拇指按于内劳宫,一手示、中二指从腕横纹循天河向上拍打(亦可用弹法)至肘横纹,红赤为度。

【动作要领】

以指腹拍打天河水,用力应轻巧、柔和。

【适用部位】

本法适用于前臂及手部。

【临床应用】

本法具有清热通络、行气活血之功效。用于治疗高热烦躁、神昏谵语、上肢麻木、惊风、抽搐等实热病证。

【文献摘录】

一名五法。还有"先掐总筋,次沿天河弹至曲池,再掐肩井、琵琶、走马穴""屈儿手指,握其手背上推"等。

十、按弦走搓摩法

【操作】

令人抱患儿于怀中,较大的患儿最好令其两手叉搭在两肩上,医者以两手从患儿腋下搓摩至天枢水平处 10~20 次。

【动作要领】

双手动作应协调,方向应自上而下单向操作。

【适用部位】

本法适用于两腋下胁肋处。

【临床应用】

此法具有顺气化痰、除胸闷、开积聚之功效。用于治疗胸胁不畅、咳嗽气喘、痰涎壅盛、食积、食滞等病证。

【文献摘录】

一名三法。《按摩经》:"按弦搓摩:先运八卦,后用指搓病人手,关上一搓,关中一搓,关下一搓,拿病人手轻轻慢慢而摇,化痰可用。"

十一、运土入水、运水入土

【操作】

运土入水是从大指根起,经大鱼际、小天心、小鱼际运至小指根处,1~2 分钟。反方向即为运水入土。

【动作要领】

手法宜轻不宜重,宜缓不宜急。

【适用部位】

本法适用于手部。

【临床应用】

运土入水补益肾水,利尿止泻,用于土盛水枯之症,如尿频、尿痛、尿赤、热秘、吐泻等。运水入土健运脾胃,清泻中焦,用于水盛土枯之症,如泄泻、虚秘、腹胀等。

【文献摘录】

二者均一名二法。即起止点分别在"小指尖"和"大指尖"。

十二、开璇玑

【操作】

分推胸八道,以两手拇指或四指同时自璇玑自上而下依次从正中分推至季肋部 8 次。推中脘,两手交替从巨阙向下直推脐 24 次。摩腹,以脐为中心顺时针摩腹 1~2 分钟。气沉丹田,从脐向下推耻骨联合 1 分钟。

【动作要领】

手法宜轻柔、缓和,依次有序操作。

【适用部位】

本法适用于胸、腹部。

【临床应用】

通调上、中、下焦,宽胸理气、降气化痰、和胃止呕。用于胸闷咳喘、痰鸣气急、胃痛、恶心呕吐、腹痛、腹泻、便秘等。

【文献摘录】

同名二法。《幼科集要》:"开璇玑,璇玑者,胸中、腹中、气海穴是也。凡小儿气促,胸高,风寒痰闭,夹食腹痛,呕吐泄泻,发热抽搐,昏迷不醒,一切危险急症,置儿于密室中,解开衣带,不可挡风。医用两手大指蘸姜葱热汁,在患儿胸前左右横推,至两乳上近胁处,三百六十一次。口中计数,手中推周天之数,乃为奇。璇玑推毕,再从心坎用两大指左右分推至胁肋六十四次。再从心坎推下脐腹六十四次。次用热汁入右手掌心,合儿脐上,左挪六十四次,右挪六十四次。挪毕,用两手自脐中推下少腹六十四次。再用两大指蘸汁推尾尻穴六十四次,其法乃备。虚人泄泻者,逆推尾尻穴,至命门两肾间,切不可顺推,此法屡试屡验。"

十三、揉脐及龟尾并擦七节骨

【操作】

患儿取仰卧位,医者坐其身旁,用一手手掌或示、中、无名三指指面着力揉脐;一手用中指指面揉龟尾穴;再令患儿俯卧,用拇指螺纹面或示、中二指指面推擦七节骨,向上为补;向下为泻。操作 100~300 次。

【动作要领】

操作时应注意先后次序,在沿七节骨做上下推擦时可配合使用介质,以免损伤患儿皮肤。

【适用部位】

本法适用于脐、龟尾、七节骨。

【临床应用】

通调任督二脉之经气，调理肠腑，止泻导滞。用于治疗泄泻、痢疾、便秘等病证。

【文献摘录】

《幼科推拿秘书》："揉脐及龟尾并擦七节骨：此治痢疾、水泻神效。此治泻痢之良法也。龟尾者，脊骨尽头尾闾穴也；七节骨者，从头骨数第七节也。其法以我一手，用三指揉脐，又以我一手，托揉龟尾。揉讫，自龟尾擦上七节骨为补，水泻专用补。若赤白痢，必自上七节骨擦下龟尾为泄。推第二次，再用补。盖先去大肠热毒，然后可补也。若伤寒后，骨节痛，专擦七节骨至龟尾。"

十四、总收法

【操作】

拇指与示、中二指相对，拿肩井 3~6 次。

【动作要领】

手法宜轻柔、缓和，以患儿能够耐受为度。一般在诸手法用毕后用此手法结束，具有关门之意。

【适用部位】

本法适用于肩井。

【临床应用】

同行一身之气血，收功手法。

【文献摘录】

《幼科推拿秘书》："诸症推毕，以此法收之，久病更宜用此，久不犯，其法以我左手食指，掐按儿肩井陷中，乃肩膊眼也，又以我右手紧拿小儿食指、无名指，伸摇如数，病不复发矣。"

（陈英　李武）

复习思考题

1. 常用小儿推拿手法有哪些？
2. 常用小儿推拿手法中作用层次较浅的有哪些？作用层次较深的有哪些？
3. 小儿推拿手法中需要用介质的有哪些？
4. 五经穴的清补关系是什么？
5. 复合手法中善治热证的有哪些？
6. 复合手法中善治寒证的有哪些？

第 三 章

小儿推拿常用穴位

📖 导学

学习目的： 通过学习小儿推拿常用穴位的位置、操作、功效、主治及临床应用，突出小儿推拿穴位在小儿推拿中的重要性，为小儿推拿的临床应用储备基础理论知识。

学习要点： 掌握小儿推拿常用穴位的位置、操作、功效、主治及临床应用。

第一节　头面部穴位

1. 天门

【位置】

两眉中点至前发际成一直线。

【操作】

两拇指自下而上交替直推，称开天门（图 3-1），又称推攒竹。

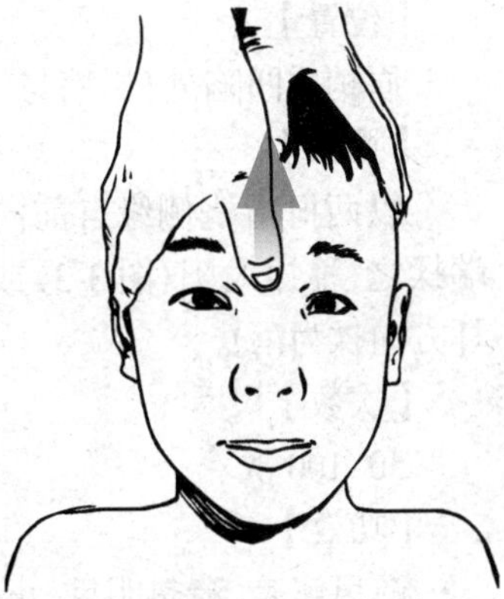

【次数】

20~50 次。

【功效】

发汗解表，镇静安神，开窍醒神。

【主治】

头面诸疾，如头昏、头痛、流涕、鼻塞、迎风流泪、眼屎多、赤眼等。治疗风邪外感之恶风、发热、头痛、身痛、无汗等。

【临床应用】

常用于风寒感冒、头痛、无汗、发热等症，多与推坎宫、揉太阳等合用；若惊惕不安、烦躁不宁，多与清肝经、捣小天心、掐揉五指节、揉百会等合用。

图 3-1　开天门

【文献摘录】

《小儿推拿广意》："推攒竹，医用两手大拇指自儿眉心交替往上直推是也。"

《保赤推拿法》："开天门法，凡推，皆用葱姜水，浸医人大指，若儿病重者，须以麝香末粘

33

医人指上用之,先从眉心向额上,推二十四数,谓之开天门。"

《厘正按摩要术》:"推攒竹法,法治外感内伤皆宜。医用两大指,春夏蘸水,秋冬蘸葱姜,和真麻油,由儿眉心,交互往上直推。"

2. 坎宫

【位置】

自眉头起沿眉向眉梢成一横线。

【操作】

两拇指自眉心向眉梢作分推,称推坎宫(图3-2),又称推眉弓。

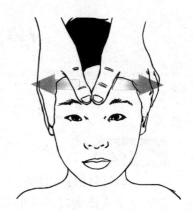

图3-2　推坎宫

【次数】

30~50次。

【功效】

疏风解表,醒脑明目,止头痛。

【主治】

感冒发热,头痛,目赤痛,烦躁不安,惊风,目眵等。

【临床应用】

临床上常与推攒竹、揉太阳、开天门、揉耳后高骨等手法配合,治疗外感发热、头痛等症。在临床治疗中,推坎宫多与推攒竹、揉太阳等手法配合使用。在治疗目赤肿痛时,多与清肝经、掐揉小天心、清天河水等合用。推后也可点刺放血或掐按揉摩,以增强疗效。

【文献摘录】

《小儿推拿广意》:"推坎宫:医用两大指自小儿眉心分过两旁是也。"

《厘正按摩要术》:"推坎宫,坎宫在两眉上。""推坎宫法:法治外感内伤均宜。医用两大指,春夏蘸水,秋冬蘸葱姜,和真麻油,由小儿眉心上,分推两旁。"

3. 太阳

【位置】

眉梢后凹陷处(眉梢与目外眦之间,向后约1寸凹陷处)。

【操作】

以两拇指桡侧缘自前向后直推,称推太阳;若用中指指端揉之,称揉太阳(图3-3)或运太阳(向眼睛方向揉为补,向耳方向揉为泻)。

【次数】

50~100次。

【功效】

疏风解表,清热明目,止头痛。

【主治】

感冒,发热,头痛,目赤痛,口眼歪斜等。

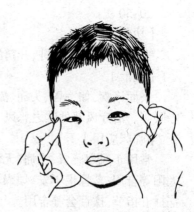

图3-3　揉太阳

【临床应用】

主要用于外感表证。推太阳主要用于外感发热;若外感表实证兼有头痛者用泻法;若外感表虚证或内伤头痛则用补法。

【文献摘录】

《小儿推拿广意》:"太阳青色始方惊。赤主伤寒红主淋。要识小儿疾病笃,青筋直向耳中生。"

《幼科推拿秘书》:"额角:左为太阳,右为太阴。"

《小儿推拿直录》:"凡运太阳者。医用两大指运小儿太阳。往耳转者为泻。往眼转者为补是也。"

《保赤推拿法》:"分推太阳穴太阴穴法:于开天门后从眉心分推至两眉外梢。"

《厘正按摩要术》:"太阳青,主惊风……"

4. 囟门

【位置】

小儿前发际正中直上约2寸许未闭合的菱形骨陷中。

【操作】

摩囟为以示、中、无名三指并拢,缓缓摩动囟门;揉囟为以三指或拇指指腹轻柔;推囟为以拇指桡侧快速地来回轻搔囟门;振囟为以拇指指腹或掌根高频率振动。上述四步连续操作,一气呵成,称"囟门推拿法"。囟门已闭,百会代之。

【次数】

推囟门20~30次,摩囟、揉囟、振囟各1分钟。

【功效】

祛风镇惊,益智健脑,升阳举陷,通窍。

【主治】

头痛,惊风,鼻塞等症。

【临床应用】

囟门是重要的儿童健脑益智穴位。用于夜啼、多动、自闭、久泻、脱肛、遗尿等。

5. 百会

【位置】

头顶正中线与两耳尖连线之交点。

【操作】

用指端或掌心按揉,称按揉百会。

【次数】

50~100次。

【功效】

镇静安神,升阳举陷。

【主治】

小儿头痛,目眩,失眠,焦躁,惊风,夜寐不安,脱肛,遗尿,慢性腹泻等病症。

【临床应用】

(1) 百会为诸阳之会,按揉本穴可安神镇静,治疗小儿烦急、惊风、头痛等症,常与清肝经、清心经合用。但如果小儿有恶心、呕吐症状的时候,应不取本穴,不然会使病情加重。

(2) 本穴有升阳举陷作用,可治疗遗尿、脱肛,常与补脾经、补肾经、揉丹田合用。

【文献摘录】

《针灸甲乙经》:"顶上痛,风头重,目如脱,不可左右顾,百会主之。"

《铜人腧穴针灸图经》："治小儿脱肛久不瘥，风痫，中风，角弓反张，或多哭言语不择，发即无时，盛则吐沫，心烦惊悸健忘，疟疾，耳鸣，耳聋，鼻塞，不闻香臭。"

6. 耳后高骨

【位置】

耳后入发际，乳突后缘高骨下凹陷中。

【操作】

用两拇指或中指端按揉，按揉耳后高骨（图 3-4）。

【次数】

30~50 次。

【功效】

疏风解表，安神除烦。

【主治】

治感冒、头痛，多与推攒竹、推坎宫、揉太阳等合用；
亦可治神昏、烦躁等症。

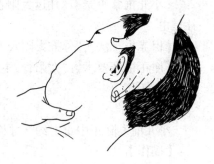

图 3-4　按揉耳后高骨

【临床应用】

揉耳后高骨主要能疏风解表，用于治疗感冒、头痛，多与推攒竹、推坎宫、揉太阳等合用；若用于治疗惊风、烦躁不安，多与清肝经、清心经、掐揉五指节等合用。

此穴与开天门、推坎宫、运太阳合用称之为"四大手法"，专治感冒、头痛、头晕、目赤痛等症。

【文献摘录】

《小儿推拿广意》："运耳背骨图：医用两手中指无名指揉儿耳后高骨二十四下毕，掐三十下。""……耳背穴原从肾管，惊风痰吐一齐行……"。

《推拿仙术》："拿耳后穴，属肾经能去风。"

7. 印堂

【位置】

两眉头连线的中点。

【操作】

用中指指端做揉法或用两手拇指、示指挤捏。

【次数】

20~30 次。

【功效】

醒脑，提神，祛风，通窍。

【主治】

昏厥，抽搐，慢惊风，感冒，头痛。

【临床应用】

治疗惊厥用掐法，多与掐人中、掐十宣合用；治疗感冒和头痛均用推法，常与推攒竹、推坎宫、揉太阳等配伍应用。印堂穴亦可作为望诊用。

【文献摘录】

《小儿推拿方脉活婴秘旨全书》："慢惊风……掐住眉心良久……香油调粉推之。"

《小儿推拿广意》："印堂青色受人惊，红白皆由水火侵，若要安然无疾病，镇惊清热即安宁。"

《厘正按摩要术》:"……印堂青,主惊泻。"

8. 山根

【位置】

印堂之下,两目内眦之间。

【操作】

用拇指指甲掐,称掐山根。

【次数】

3~5 次。

【功效】

开窍醒脑,安神。

【主治】

昏厥,抽搐,惊风,感冒,头痛。

【临床应用】

对惊风、昏迷、抽搐等症,多与掐人中、掐老龙等合用。本穴除用于治疗疾病外,还和年寿、准头等穴用于诊断,如见山根处青筋显露,为脾胃虚寒或惊风,是重要的望诊部位。

【文献摘录】

《幼幼集成》:"山根青黑,每多灾异。山根,足阳明胃脉所起,大凡小儿脾胃无伤,则山根之脉不现。倘乳食过度,胃气抑郁,则青黑之纹,横截于山根之位,必有延绵啾唧,故曰灾异。"

《幼科推拿秘书》:"山根在两眼中间,鼻梁骨,名二门。"

《厘正按摩要术》:"山根为足阳明胃之脉络,小儿乳食过度,胃气抑郁,则青黑之纹横截于山根,主生灾。"

9. 迎香

【位置】

鼻翼旁 0.5 寸,鼻唇沟中。

【操作】

用示、中二指按揉,称揉迎香。

【次数】

20~30 次。

【功效】

宣肺气,通鼻窍。

【主治】

因感冒、鼻炎等引起的鼻塞、流涕。

【临床应用】

鼻为肺窍,穴居两侧,揉之能宣肺气,通鼻窍。用于感冒或慢性鼻炎等引起的鼻塞、流涕、呼吸不畅,效果较好。多与清肺经、拿风池等合用。

【文献摘录】

《按摩经》:"口眼俱闭,迎香泻。"

10. 人中

【位置】

人中沟上 1/3 与下 2/3 交界处。

【操作】

用拇指指甲掐,称掐人中。

【次数】

掐 10 次左右,或以苏醒为度。

【功效】

醒神开窍。

【主治】

人中是急救要穴。主治癫狂痫,中风昏迷,小儿惊风等症。

【临床应用】

也可用于流涎,睡中磨牙,扁桃体肿大等。

【文献摘录】

《医宗金鉴》:"中风口噤,牙关不开,卒风恶邪鬼击,不省人事,癫痫卒倒,口眼歪斜,风水面肿,及小儿急慢惊风。"

11. 牙关(颊车)

【位置】

下颌角前上方一横指,用力咬牙时,咬肌隆起处。

【操作】

或点按,或掐揉,或振按。

【次数】

点或按,或揉 3 掐 1,10 次;振按 1~2 分钟。

【功效】

利牙关,解痉挛,止流涎,止痛,开窍。

【主治】

牙关紧闭,口眼歪斜,牙痛。

【临床应用】

用于牙周疾病,有健齿之功;用于各种抽动、闭证、痉证、牙关紧闭、口眼歪斜等;多用于多动、睡中啮齿、抽动秽语综合征、面瘫等。

【文献摘录】

《按摩经》:"牙关紧,颊车泻。"

《厘正按摩要术》:"按牙关。牙关在两牙腮尽耳处,用大中二指对过着力合按之,治牙关闭者即开。"

12. 桥弓

【位置】

颈部两侧沿胸锁乳突肌成一线。

【操作】

用拇指指腹自上而下推之,称推桥弓;用拇、示、中指三指拿之,称拿桥弓;或用示、中、无名指指腹揉之,称揉桥弓。

【次数】

推 10~20 次,揉 2~3 分钟,拿 3~5 次。

【功效】

推桥弓平肝、潜阳、息风,拿桥弓提神醒脑。

【主治】

头痛,惊风,小儿肌性斜颈,落枕等。

【临床应用】

推桥弓用于头痛、眩晕、惊风、呕吐等,拿桥弓用于神疲、乏力、头昏、健忘等,揉捏桥弓用于小儿肌性斜颈。

13. 风池

【位置】

颈后枕骨下,胸锁乳突肌与斜方肌三角凹陷中。

【操作】

用拇指、示指按揉或用拿法。

【次数】

5~10 次。

【功效】

发汗解表,祛风散寒。

【主治】

外感疾病等。

【临床应用】

用于外感疾病和头目诸疾,并能增强适应能力和体质。

14. 天柱骨

【位置】

颈后发际正中至大椎穴成一直线。

【操作】

用拇指或示、中两指,自上向下直推,称推天柱骨。亦可用汤匙边蘸水自上向下刮,称刮天柱骨,均以皮肤潮红为度。

【次数】

推 100~500 次,刮至皮下轻度瘀血即可。

【功效】

降逆止呕,祛风散寒。

【主治】

小儿发热,呕吐,颈项痛。

【临床应用】

主要用于治疗呕吐、恶心和外感发热、项强等症。治疗呕恶多与横纹推向板门、揉中脘等合用,单用本法亦有效,但次数宜多;治外感发热、颈项强痛多与拿风池、掐揉二扇门等同用;用刮法亦可治暑热发痧症。

(刘美平　陈　恒)

第二节　上肢部穴位

1. 脾经(脾土)

【位置】

拇指末节螺纹面或拇指桡侧缘从指尖至指根成一直线。

【操作】

医者用拇指指端旋推患儿拇指螺纹面,称补脾经(图3-5);将患儿拇指伸直,医者以拇指螺纹面自指尖向指根方向直推螺纹面为清,称清脾经。补脾经、清脾经,统称为推脾经。

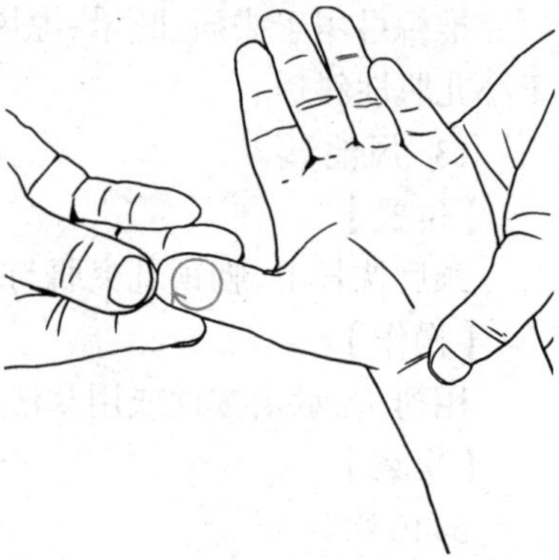

【次数】

100~500次。

【功效】

补脾经能健脾胃、补气血,清脾经能清热利湿、化痰止呕。

图 3-5　补脾经

【主治】

痢疾,体虚,厌食,腹泻,便秘,疳积,呕吐,痰喘,斑疹透出不畅等。

【临床应用】

(1) 补脾经主治脾胃虚弱、气血不足所致的食欲不振、消化不良、疳积、腹泻、咳喘等症,多与揉中脘、摩腹、按揉足三里、揉脾俞、捏脊等合用。

(2) 清脾经主治湿热熏蒸、皮肤发黄、恶心呕吐、腹泻、痢疾等症,多与清胃经、清小肠、揉板门、清大肠等合用。小儿脾胃薄弱,不宜攻伐太甚,在一般情况下,脾经穴多用补法,体壮邪实者方能用清法。

(3) 小儿体虚,正气不足,患斑疹热病时,补脾经可助隐疹透出,但手法宜快,用力宜重。

【文献摘录】

《小儿按摩经》:"掐脾土:曲指左转为补,直推之为泻,饮食不进,人瘦弱,肚起青筋,面黄,四肢无力用之。"

《推拿仙术》:"唇白气血虚,补脾土为主。""补脾土:饮食不消,食后作饱胀满用之。"

《小儿推拿广意》:"脾土:补之省人事,清之进饮食。"

《幼科铁镜》:"大指面属脾,曲者,旋也。手指正面旋推为补,直推至指甲为泻……"

《小儿推拿学概要》:"将小儿拇指屈曲,向里推为补;将小儿拇指伸直,向里向外来回推为平补平泻(又称清法)。"

2. 肝经(肝木)

【位置】

示指末节螺纹面。

【操作】

医者用拇指指端旋推患儿示指螺纹面,称补肝经;自示指尖向指根方向直推螺纹面称清肝经(图3-6)。补肝经、清肝经,统称为推肝经。

【次数】

100~500 次。

【主治】

惊风,抽搐,烦躁不安,五心烦热,目赤,口苦咽干,头晕,耳鸣等。

【功效】

清肝经能平肝泻火,息风镇惊,解郁除烦;补肝经能养血柔肝。

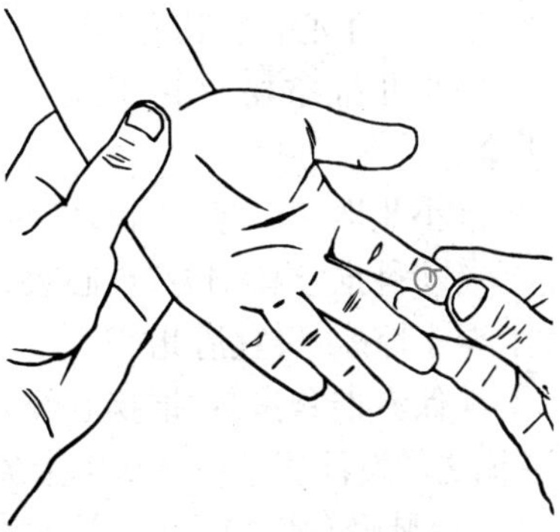

【临床应用】

(1) 清肝经常用于惊风、抽搐、烦躁不安、五心烦热等症,多与掐人中、掐小天心、掐老龙合用。

(2) 肝经宜清不宜补,若肝虚应补时则需补后加清,或以补肾经代之,滋水涵木,滋肾养肝,称滋肾养肝法。

图 3-6　清肝经

【文献摘录】

《小儿推拿广意》:"肝木:推侧虎口,止赤白痢、水泻。退肝胆之火。"

《推拿三字经》:"小婴儿,看印堂,色青者,肝风张,清则补,自无恙。""肝穴在示指端。为将军之官,可平不可补,补肾即补肝。"

《厘正按摩要术》:"推肝木:肝木即示指端,蘸汤,侧推之直入虎口,能和气生血。示指端肝,三节大肠。"

3. 心经(心火)

【位置】

中指末节螺纹面。

【操作】

医者用拇指指端旋推患儿中指螺纹面,称补心经;自中指尖向指根方向直推螺纹面为称清心经(图 3-7)。补心经、清心经,统称为推心经。

【次数】

100~500 次。

【功效】

补心经能养心安神;清心经能清热,泻心火。

【主治】

高热神昏,五心烦热,惊惕不安,口舌生疮,小便短赤,夜啼,心血不足。

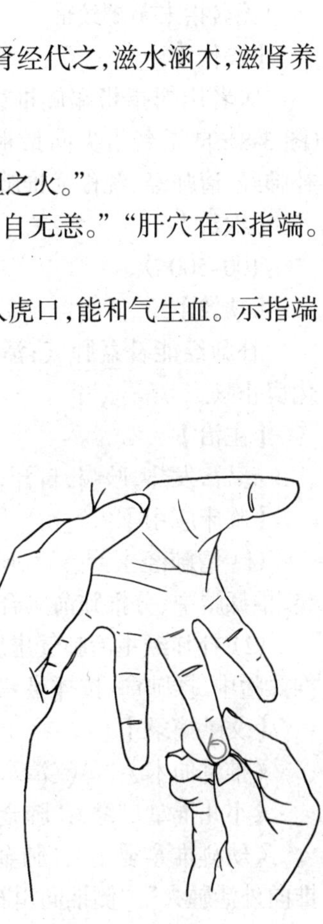

图 3-7　清心经

【临床应用】

(1) 清心经用于心火旺盛所致的高热神昏、面赤、口疮、小便短赤等,多与清天河水、清小肠等合用。

(2) 心经亦宜清不宜补,补心经恐引动心火。若因气血不足所致心烦不安、睡卧露睛等症,需用补法时,可补后加清,或以补脾经代之。

【文献摘录】

《小儿按摩经》:"掐心经,二掐劳宫,推上三关,发热出汗用之。如汗不来,再将二扇门揉之,掐之。手心微汗出,乃止。"

《小儿推拿秘旨》:"掐心经络节与离,推离往乾中要轻,胃风咳嗽并吐逆,此经推效抵千金。"

《小儿推拿广意》:"心火:推之退热发汗。掐之通利小便。"

《幼科推拿秘书》:"推心火,凡心火动,口疮弄舌,眼大小眦赤红,小便不通,皆宜推而清之,至于惊搐,又宜清此。"

《保赤推拿法》:"推掐心经穴法:心经,即中指尖,向上推至指尽处小横纹,行气通窍,向下掐之能发汗。""……从中指尖推到横门穴,止小儿吐。"

4. 肺经(肺金)

【位置】

无名指末节螺纹面。

【操作】

医者用拇指指端旋推患儿无名指螺纹面,称补肺经(图3-8);自无名指尖向指根方向直推螺纹面称清肺经。补肺经、清肺经,统称为推肺经。

【次数】

100~500次。

【功效】

补肺经能补益肺气;清肺经能宣肺清热,疏风解表,化痰止咳。

【主治】

感冒,发热,咳喘,自汗,痰鸣等。

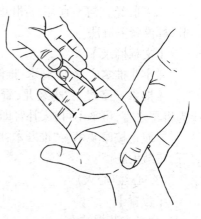

图3-8 补肺经

【临床应用】

(1) 清肺经主治感冒、咳嗽、气喘、痰鸣等肺经实热证,多与清天河水、运内八卦、按揉天突、推揉膻中、分推肺俞等合用。

(2) 补肺经主治肺气虚所致的咳嗽、气喘、汗出、气短等症,常与补脾经、补肾经、推三关、推揉膻中、揉肺俞、按揉足三里等合用。

【文献摘录】

《推拿仙术》:"鼻流清水,推肺经为主。"

《小儿推拿广意》:"肺金:推之止咳化痰,性主温和。"

《幼科推拿秘书》:"肺金在无名指。属气,止咳化痰……凡小儿咳嗽痰喘必推此。""正推向外泄肺火""侧推向里补肺虚"。

《小儿推拿直录》:"推之止嗽化痰。能和气血。"

《厘正按摩要术》:"无名指端肺,三节包络。"

5. 肾经(肾水)

【位置】

小指末节螺纹面。

【操作】

医者用拇指指端旋推患儿小指螺纹面,称补肾经(图3-9);自小指尖向指根方向直推螺纹面称清肾经;补肾经、清肾经,统称为推肾经。

【次数】

100~500次。

【功效】

补肾经能补肾益脑,温养下元;清肾经能清利下焦
湿热。

【主治】

遗尿,脱肛,久泻,先天不足,久病体虚,小便赤涩,喘
息等。

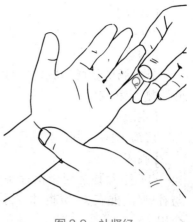

图3-9 补肾经

【临床应用】

(1)补肾经治疗先天不足、久病体虚以及肾虚久泻、
多尿、遗尿、虚汗、喘息等症,多与补脾经、补肺经、揉肾
俞、捏脊、按揉足三里、横擦腰骶部等合用。

(2)清肾经可用于治疗膀胱蕴热而致的小便赤涩等症,多与清天河水、清小肠、推箕门等
合用。临床上肾经穴一般多用补法,需用清法时,也多以清小肠代之。

【文献摘录】

《小儿按摩经》:"掐肾经,二掐小横纹,退六腑,治大便不通、小便赤涩,肚作膨胀,气急,
人事昏迷,粪黄者,退凉用之。"

《推拿仙术》:"眼不开,气血虚,推肾水为主。"

《小儿推拿广意》:"肾水:推之退脏腑之热,清小便之赤,如小便短,又宜补之。""小便黄
赤,可清之。治宜清肾水,自肾指尖推往根下为清也。"

【五经穴知识链接】

湘西小儿推拿流派:顺时针旋推为补,直推(从指尖推向指根)为泻。脾经以补为主;肝
经只清不补;心经以清为主,欲补心则补后加清;肺经实证宜清,虚证宜补;肾经只补不清,欲
清肾则以后溪代之。

小儿推拿三字经流派:上推(向心)为补,下推(离心)为泻。

(1)补脾经:左手拇指指腹抵于小儿左拇指指背使拇指屈曲,右手示指靠扶于拇指指节,
以拇指指腹快速推动。

(2)清肺平肝:方法一,小儿左手掌心向上,示指与无名指上翘,医者以右手虎口叉于上
翘的示指与无名指以及其余三指之间固定,以左手四指快速推其螺纹面。方法二,医者双手
从患儿左手两侧分别握住其示指和无名指,快速推之。

(3)心肝同清:方法同清肺平肝,只是操作示指和中指。

张席珍流派:五经穴位于从指尖至指根的直线。上推为补,下推为泻。小指从指尖推向
指根为补肾阴,从指根推向指尖为补肾阳。

6. 大肠

【位置】

示指桡侧缘,自示指尖至虎口成一直线。

【操作】

从示指尖直推向虎口为补,称补大肠;反之为清,即从虎口直推向指尖,称清大肠(图
3-10)。补大肠、清大肠统称为推大肠。

【次数】

100~300 次。

【功效】

补大肠能涩肠固脱,温中止泻;清大肠能清利肠腑,除湿热,导积滞。

【主治】

腹泻,便秘,脱肛,腹痛等。

【临床应用】

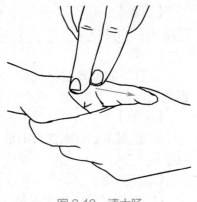

图 3-10　清大肠

(1) 补大肠常用于治疗虚寒腹泻、脱肛等病症,多与补脾经、推三关、摩腹、推六腑、推上七节骨、揉龟尾等合用。

(2) 清大肠多用于湿热、泄泻、食积、身热、腹痛、痢下赤白、便秘等症,常与清天河水、推六腑、清补脾经、分腹阴阳、推下七节骨、揉龟尾等合用。

(3) 本穴又称指三关,可用于小儿望诊。

【文献摘录】

《小儿按摩经》:"掐大肠,倒推入虎口,止水泻痢疾,肚膨胀之用。红痢补肾水,白痢多推三关。"

《小儿推拿秘旨》:"大肠侧推到虎口,止泻止痢断根源。"

《小儿推拿广意》:"风气命为虎口三关,即寅卯辰位是也。小儿有疾,必须推之,乃不易之法。"

《幼科推拿秘书》:"大肠筋在食指外边,络联于虎口,直到食指侧巅。""向外正推泄肝火,左向里推补大肠。"

《小儿推拿直录》:"推之退大肠之火。止泄泻痢疾。法宜倒推至虎口。"

7. 小肠

【位置】

小指尺侧边缘,自指尖到指根成一直线。

【操作】

从指尖直推向指根,称补小肠;反之,即从指根直推向指尖,称清小肠。补小肠、清小肠,统称为推小肠。

【次数】

100~300 次。

【功效】

清小肠能清利下焦湿热,泌清别浊;补小肠能温补下焦。

【主治】

小便赤涩,尿频,遗尿,水泻,癃闭,口舌生疮等。

【临床应用】

清小肠常用于治疗小便短赤不利、尿闭、水泻等症。若心经有热,移热于小肠,以本法配合清天河水,能加强清热、利尿的作用;若属下焦虚寒所致多尿、遗尿,则宜补小肠。

【文献摘录】

《小儿推拿直录》:"小肠,治尿白色。白色者如米泔色也。"

《推拿三字经》:"小便闭,清膀胱,补肾水,清小肠……"

《小儿推拿学概要》:"本穴治小儿泄泻最效,不但能利小便,同时尚能分清降浊。"

8. 肾顶

【位置】

小指顶端。

【操作】

以中指或拇指指端揉之,称揉肾顶。

【次数】

100~500 次。

【功效】

收敛元气,固表止汗。

【主治】

自汗,盗汗或大汗淋漓不止等。

【临床应用】

揉肾顶常用于治疗自汗、盗汗等症。若气虚自汗,多与补脾经、补肺经、捏脊、摩腹、揉足三里等合用;若阴虚盗汗,多与补肾经、补肺经、清天河水、揉二人上马等合用。

【文献摘录】

《小儿推拿学概要》:"功用收敛元气,固表止汗。"

9. 肾纹

【位置】

手掌面,小指第二指间关节横纹处。

【操作】

以中指或拇指指端揉之,称揉肾纹。

【次数】

100~500 次。

【功效】

祛风,明目,散瘀结。

【主治】

目赤肿痛,口疮,鹅口疮,高热等。

【临床应用】

治疗目赤肿痛,常与揉太阳、清肝经、清心经、推涌泉合用;治疗热毒内陷所致高热、呼吸气凉、手足逆冷等症,常与清肝经、清心经、掐揉小天心、打马过天河、退六腑、推脊等合用;治疗口舌生疮常与清胃经、清心经、揉总筋、清小肠、清天河水等合用。

【文献摘录】

《小儿推拿学概要》:"本穴治结膜充血,眼前房出血,以及患儿高热,呼吸气凉,手足逆冷等。用之屡效。"

10. 四横纹

【位置】

掌面示、中、无名、小指第一指间关节横纹处。

【操作】

用拇指指甲依次掐后继以揉法,称掐揉四横纹;或将患儿四指并拢,自示指横纹处推向小指横纹处,称推四横纹。

【次数】

各掐 3~5 次,推 100~300 次。

【功效】

退热除烦,散瘀结,消胀满,和气血。

【主治】

厌食,疳积,腹胀,腹痛,消化不良,口舌生疮,胸闷痰喘,气血不和等。

【临床应用】

治疗厌食、疳积等病症,常与补脾经、揉中脘、按揉足三里、捏脊等合用,也可用毫针或三棱针点刺出血;治疗消化不良、腹胀等症,常与补脾经、揉板门、揉中脘、分腹阴阳等合用;治疗胸闷痰喘,多与推揉膻中、推肺经、运内八卦、分推肩胛骨等合用。

【文献摘录】

《小儿按摩经》:"推四横纹,和上下之气血,人事瘦弱,奶乳不思,手足常掣,头偏左右,肠胃湿热,眼目翻白者用之。""推四横:以大指往来推四横纹,能和上下之气,气滞腹痛可用。"

《小儿推拿秘旨》:"四横纹和上下气……"

《小儿推拿广意》:"四横纹:掐之退脏腑之热,止肚痛,止口眼歪斜。"

《小儿推拿直录》:"四横纹推之者,消胀宽胸化气,消三焦火。"

11. 小横纹

【位置】

掌面示、中、无名、小指掌指关节横纹处。

【操作】

以拇指指甲依次掐后继以揉法,称掐揉小横纹;或将患儿四指并拢,自示指横纹处推向小指横纹处,称推小横纹。

【次数】

各掐 3~5 次,推 100~300 次。

【功效】

退热除烦,消胀散结。

【主治】

腹胀,烦躁,口舌生疮,咳嗽等。

【临床应用】

主要用于治疗脾胃热结、口唇破烂及腹胀等症。若脾虚作胀,多与补脾经、运内八卦、揉中脘、按揉足三里等配合应用;若为慢性咳嗽,常配合补脾经、补肺经、推揉膻中、按揉足三里、揉肺俞、分推肩胛骨;若口唇破裂、口舌生疮,则多与清脾经、清胃经、清天河水配合应用。此外,推小横纹可用于治疗肺部的干性啰音。

【文献摘录】

《小儿推拿广意》:"小横纹:掐之退热除烦,治口唇破烂。"

《厘正按摩要术》:"三节根为小横纹。"

《小儿推拿学概要》:"本穴治口唇破烂及腹胀效果最好,如因脾虚作胀者,兼补脾土穴,疗效更好。"

12. 掌小横纹

【位置】

掌面小指根下,尺侧掌纹头。

【操作】

以中指或拇指指端揉之,称揉掌小横纹。

【次数】

100~500次。

【功效】

清热散结,宽胸宣肺,化痰止咳。

【主治】

口舌生疮,咳喘等。

【临床应用】

治疗咳喘,多与揉肺俞、清肺经、推揉膻中、分推肩胛骨等合用;若治疗口舌生疮,常与清心经、清天河水、揉总筋等配合应用。

掌小横纹为治疗百日咳、肺炎的要穴,并可用于治疗肺部湿性啰音。

【文献摘录】

《小儿推拿学概要》:"本穴为治喘咳、口舌生疮等症的效穴。"

13. 胃经

【位置】

拇指掌面近掌端第1节,或大鱼际桡侧缘赤白肉际处。

【操作】

旋推拇指掌面第1节,或沿大鱼际桡侧缘自拇指根向掌根方向直推,均称补胃经;向指根方向直推,或沿大鱼际桡侧缘自掌根向拇指根方向直推,均称清胃经(图3-11)。补胃经和清胃经,统称推胃经。

【次数】

100~500次。

【功效】

补胃经能健脾胃,助运化;清胃经能清中焦湿热,和胃降逆,泻胃火,除烦,止渴。

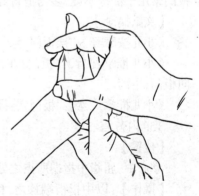

图3-11 清胃经

【主治】

腹胀,厌食,便秘,呃逆,烦渴喜饮,呕吐,衄血等。

【临床应用】

(1) 补胃经主治脾胃虚弱所致的消化不良、纳呆、肚胀等症,多与补脾经、按中脘、摩腹、按揉足三里等合用。

(2) 清胃经治脾胃湿热或胃气不和所致的呃逆、呕吐等症,多与清脾经、推天柱骨、横纹推向板门等合用。

(3) 治疗发热、烦渴、便秘、纳呆等症,多与清大肠、退六腑、揉天枢等合用;若治疗胃肠实热所致的脘腹胀满,常与揉天枢、推下七节骨等合用。

【文献摘录】

《推拿三字经》:"胃穴自古无论之也,殊不知其治病甚良,在板门外侧黄白皮相毗乃真穴也,向外推治呕吐呃逆呕气嗳等症甚速。"

《厘正按摩要术》:"大指端脾,二节胃。"

14. 板门

【位置】

手掌面大鱼际部。

【操作】　以拇指或中指指端揉之,称揉板门(图3-12)或运板门;自拇指指根至腕横纹直推,称板门推向横纹;自腕横纹推向拇指指根,称横纹推向板门。

【次数】

100~300次。

【功效】

揉板门能健脾和胃,消食化滞,运达上下之气;板门推向横纹能健脾止泻,横纹推向板门能降逆止呕。

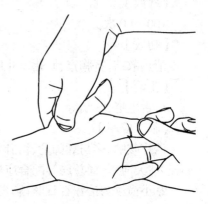

图3-12　揉板门

【主治】

厌食,疳积,腹胀,呕吐,呃逆等。

【临床应用】

(1)揉板门多用于治疗乳食停积、食欲不振或腹胀、腹泻、嗳气、呕吐等症,常与补脾经、运内八卦、揉中脘、分腹阴阳等合用。

(2)板门推向横纹常用于治疗腹泻,多与推脾经、推大肠、推上七节骨等同用。横纹推向板门常用于治疗呕吐,多与清胃经、推天柱骨、推中脘等合用。

【文献摘录】

《小儿按摩经》:"揉板门,除气促气攻,气吼气痛,呕吐用之。"

《小儿推拿秘旨》:"板门:在大指节下五分,治气促,气攻。板门推向横纹,主吐;横纹推向板门,主泻。"

《小儿推拿广意》:"板门穴:揉之除气吼肚胀。"

15. 内劳宫

【位置】

掌心中,屈指中指端所点之处,第二、三掌骨之间。

【操作】　以中指指端揉之,称揉内劳宫;用拇指或中指螺纹面自小指根经掌小横纹、小天心至内劳宫做运法,称运内劳宫(水底捞明月)。

【次数】

揉100~300次,运10~30次。

【功效】

揉内劳宫能清热、除烦,运内劳宫能清虚热。

【主治】

发热,烦渴,口舌生疮等。

【临床应用】

(1)揉内劳宫常用于治疗心经有热所致的发热、烦渴、口舌生疮等症,常与清心经、清小肠、掐揉小天心、清天河水等合用。

（2）运内劳宫为运掌小横纹、揉小天心、运内劳宫的复合手法,对心、肾两经虚热尤为适宜。

【文献摘录】

《小儿按摩经》:"揉劳宫,动心中之火热,发汗用之,不可轻动。"

《小儿推拿广意》:"内劳宫属火,揉之发汗。"

《幼科推拿秘书》:"点内劳……退心热甚效。"

《小儿推拿直录》:"内劳宫:掐而揉之能发汗。"

16. 内八卦

【位置】

掌心周围,通常以内劳宫为圈心,以内劳宫至中指根距离的 2/3 为半径所作之圆周。在此圆周上的八个点,即乾、坎、艮、震、巽、离、坤、兑,称为内八卦。中指根下为离,属南;小天心穴之上为坎,属北;在大鱼际侧离至坎半圆的中点为震,属东;小鱼际侧离至坎半圆的中点为兑,属西。西北为乾,东北为艮,东南为巽,西南为坤(图 3-13)。

【操作】

以拇指螺纹面做运法,称运内八卦(图 3-14)。按乾、坎、艮顺序依次顺时针推运,称顺运内八卦;反之,即从兑、坤、离顺序依次逆时针推运,称逆运内八卦。

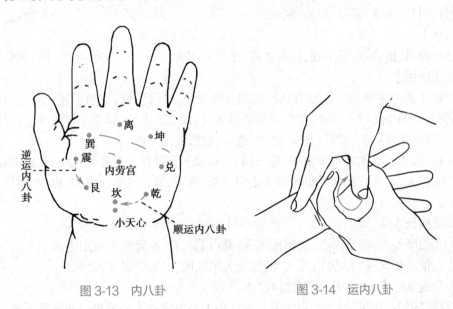

图 3-13　内八卦　　　　　　　图 3-14　运内八卦

【次数】

运 50 次或各掐 20 次。

【功效】

理气化痰,宽胸利膈,行滞消食。

【主治】

腹胀,消化不良,喘咳,呕吐,腹痛,泄泻,胸闷气逆等。

【临床应用】

运内八卦善于调理气机,顺运偏于理气,逆运偏于降逆,主治消化系统和呼吸系统的多种病证,常与推脾经、推肺经、揉板门、揉中脘等合用。

【文献摘录】

《小儿按摩经》:"运八卦,除胸肚膨闷呕逆气吼噎,饮食不进用之。"

《小儿推拿秘旨》:"运八卦:开胸膈之痰结。左转止吐,右转止泻。"

《小儿推拿广意》:"运八卦:开胸化痰,除气闷、吐乳食,有九重三轻之法。"

《保赤推拿法》:"运内八卦法:从坎到艮左旋推,治热,亦止吐。从艮到坎右旋推,治凉,亦止泻。掌中:离南、坎北、震东、兑西、乾西北、巽东南、坤西南。男女皆推左手。"

17. 小天心

【位置】

手掌大、小鱼际交接处的凹陷中。

【操作】

以中指端揉之,称揉小天心;以拇指指甲掐之,称掐小天心;以中指指端或屈曲的指间关节捣之,称捣小天心(图3-15)。

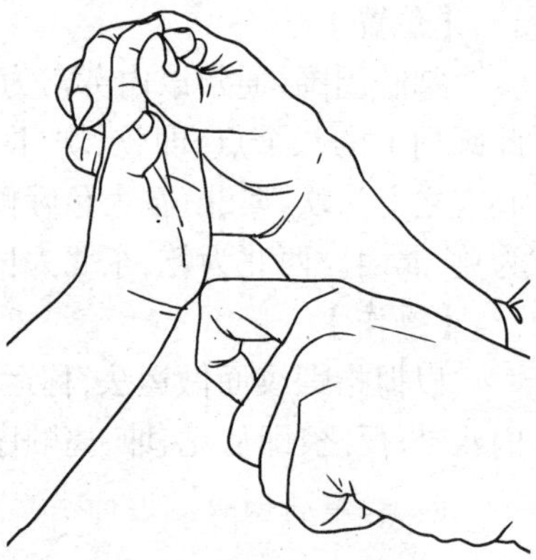

【次数】

揉100~300次,掐、捣5~20次。

【功效】

清热,明目,镇惊,安神,清心,利尿。

【主治】

夜啼,惊风,抽搐,烦躁不安,口舌生疮,小便赤涩等。

图3-15　捣小天心

【临床应用】

(1) 揉小天心主要用于心经有热所致的目赤肿痛、口舌生疮、惊惕不安,或心经有热,移热于小肠而见的小便短赤等症,常配合水底捞明月、揉二人上马、揉掌小横纹等。此外,也可用于治疗新生儿硬皮症、黄疸、遗尿、水肿、疮疖、痘疹欲出不透。

(2) 掐、捣小天心主要用于夜啼、惊风抽搐、惊惕不安等症。若见惊风眼翻、斜视等,可配合掐老龙、掐人中、清肝经等。眼上翻者则向下掐、捣;右斜视者则向左掐、捣;左斜视者向右掐、捣。

【文献摘录】

《小儿按摩经》:"掐小天心,天吊惊风,眼翻白偏左右,及肾水不通用之。"

《小儿推拿秘旨》:"天心穴:乾入寸许,止天吊惊风,口眼歪斜,运之效。"

《小儿推拿广意》:"小天心:揉之清肾水。"

《幼科铁镜》:"儿眼翻上者,将大拇指甲在小天心向掌心下掐即平。儿眼翻下者,将大拇指在小天心向总筋上掐即平。"

《推拿三字经》:"……眼翻者,上下僵,揉二人上马,捣天心;翻上者,捣下良,翻下者,捣上强,左捣右,右捣左……"

《保赤推拿法》:"小天心穴,在儿手掌尽处。"

18. 总筋

【位置】

掌后腕横纹中点。

【操作】

用指端揉之,称揉总筋;用拇指指甲掐之,称掐总筋。

【次数】

揉 100~300 次,掐 3~5 次。

【功效】

清心经热,散结,止痉,通调气机。

【主治】

口舌生疮,夜啼,牙痛,潮热等。

【临床应用】

揉总筋常用于治疗口舌生疮、夜啼、潮热等实热证,多配合清心经、掐揉小天心、水底捞明月、清天河水等;掐总筋常用于治疗惊风、抽搐,常与掐人中、掐老龙、掐小天心等合用。

【文献摘录】

《小儿按摩经》:"掐总筋,过天河水,能清心经,口内生疮,四肢常掣,遍身潮热,夜间啼哭,去三焦六腑五心潮热病……诸惊风,总筋可治。"

《幼科推拿秘书》:"总筋穴,在大横纹下,指之脉络各皆总于此,中四指脉皆总于此。"

19. 大横纹

【位置】

仰掌,掌后横纹。近拇指端称阳池,近小指端称阴池。

【操作】

以两拇指自掌后腕横纹中点(总筋)向两旁(阴池、阳池)作分推,称分推大横纹,又称分阴阳;若自两旁(阴池、阳池)向中间(总筋)合推,则称合推大横纹或合阴阳。

【次数】

30~50 次。

【功效】

分阴阳能平衡阴阳,调和气血,行滞消食;合阴阳能行痰散结。

【主治】

寒热往来,烦躁不安,腹胀,腹泻,咳嗽,痰结喘咳等。

【临床应用】

(1) 分阴阳多用于阴阳不调、气血不和所致的寒热往来、烦躁不安,以及食积、腹胀、腹泻、呕吐等症,常与开天门、推坎宫、掐揉总筋等合用。在操作时,如实热证阴池宜重分,虚寒证阳池宜重分,使阴阳平衡、气血调和。

(2) 合阴阳多用于胸闷、咳嗽、痰喘等症,常配合推揉膻中、揉丰隆、按揉足三里等,加强行痰散结的作用。

【文献摘录】

《小儿推拿秘旨》:"横纹两旁,乃阴阳二穴。就横纹上,以两大指中分,往两旁抹,为分阴阳。肚胀,腹膨胀,泄泻,二便不通,脏腑虚,并治。"

《小儿推拿广意》:"分阴阳法:此法治寒热不均,作寒作热。将儿手掌向上,医用两手托住,将两大指往外阴阳二穴分之。阳穴宜重分,阴穴宜轻分。但凡推病,此法不可少也。"

《小儿推拿直录》:"分阴阳:治或寒或热,发战,泄泻之症。热多阳重,寒多阴重。合阴阳:治同上。"

《保赤推拿法》:"就横纹上两指中分向两边抹,为分阴阳。治寒热往来,膨胀,泄泻,呕逆,脏腑结。"

20. 十宣(十王)

【位置】

十指尖指甲内赤白肉际处。

【操作】

用拇指指甲逐一掐之,称掐十宣。

【次数】

各掐 3~5 次,或醒后即止。

【功效】

醒神开窍。

【主治】

高热神昏,惊风,昏厥等。

【临床应用】

主要用于急救、清热、醒神开窍,多与掐老龙、掐人中、掐小天心等合用。

【文献摘录】

《小儿推拿广意》:"五指甲伦为十王穴……十王穴:掐之则能退热。"

《厘正按摩要术》:"十指尖为十王穴。"

21. 老龙

【位置】

在中指背,指甲根部正中后 1 分处。

【操作】

用拇指指甲做掐法,称掐老龙。

【次数】

掐 3~5 次,或醒后即止。

【功效】

醒神开窍,息风镇惊。

【主治】

惊风,抽搐。

【临床应用】

主要用于急救,主治小儿急惊暴死或高热抽搐,常与掐人中、掐山根等合用。

【文献摘录】

《小儿推拿直录》:"慢惊:先掐老龙穴,有声可治,无声不可治。"

《保赤推拿法》:"掐老龙穴法:此穴在中指背靠指甲处,相离如韭叶许,若儿急惊暴死,对拿精灵、威灵二穴。不醒,即于此穴掐之,不知疼痛难救。"

22. 端正

【位置】

中指甲根部两侧赤白肉际处,桡侧称左端正,尺侧称右端正。

【操作】

以拇指指端揉之,称揉端正;若以拇指指甲掐之或拇、示指指甲对掐,称掐端正。

【次数】

掐 5 次,揉 50 次。

【功效】

揉左端正能升提止泻,揉右端正能降逆止呕;掐端正能开窍醒神。

【主治】

腹泻,呕吐,惊风,抽搐等。

【临床应用】

(1) 揉左端正主要治疗水泻、痢疾等症,常与推脾经、推大肠、清小肠、揉天枢、推七节骨等合用;揉右端正主要用于胃气上逆而引起的恶心、呕吐等症,常与清胃经、推天柱骨等合用。

(2) 掐端正多用于治疗小儿惊风,常与掐老龙、清肝经等合用。

【文献摘录】

《小儿推拿广意》:"眼左视,掐右端正穴。右视,掐左端正穴。"

《厘正按摩要术》:"中指左右为两端正。"

23. 五指节

【位置】

手背五指第一指间关节横纹处。

【操作】

以拇指指甲依次从患儿拇指掐至小指,称掐五指节;以拇指螺纹面依次揉之,称揉五指节。

【次数】

各掐 3~5 次,各揉 30~50 次。

【功效】

安神镇惊,祛风痰,通关窍。

【主治】

惊惕不安,惊吓啼,惊风,胸闷,痰喘等。

【临床应用】

(1) 掐五指节主要治疗惊惕不安、惊风等症,多与清肝经、掐老龙、掐十宣等合用;治疗惊吓啼,多与清肝经、清心经、掐揉小天心等配合应用。

(2) 揉五指节主要治疗胸闷、痰喘等症,多与运内八卦、推揉膻中、推揉肺俞等合用。

【文献摘录】

《推拿仙术》:"四肢乱舞,掐五指节,清心经为主。"

《小儿推拿秘旨》:"掐五指背一节:专治惊吓,醒人事,百病离身。"

《小儿推拿广意》:"五指节:掐之去风化痰,苏醒人事,通关膈闭塞。"

《小儿推拿直录》:"急惊……运五经。掐五指节。"

《厘正按摩要术》:"五指中节有横纹为五指节。""掐五指节:五指节在手背指节窝纹处……后以揉法继之,治口眼歪斜,咳嗽风痰。"

24. 二扇门

【位置】

掌背中指根掌指关节两侧凹陷处,即示指与中指、中指与无名指指根交接处。

【操作】

使患儿手心向下,用拇指、示指或两拇指指甲掐之,称掐二扇门;以拇指偏峰按揉,或示、中指按揉,称揉二扇门(图3-16)。

【次数】

掐5次,揉100~500次。

【功效】

发汗解表,退热,平喘。

【主治】

外感风寒病证。

【临床应用】

掐、揉二扇门是发汗效法。揉时要稍用力,速度宜快,多用于外感风寒所致发热、咳喘等症,多与开天门、推坎宫、揉太阳等合用。本法也适用于体虚外感者,多与揉肾顶、补脾经、补肾经等配合应用。

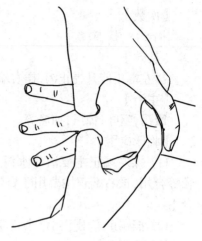

图3-16　掐揉二扇门

【文献摘录】

《小儿按摩经》:"掐两扇门,发脏腑之汗,两手掐揉,平中指为界,壮热汗多者,揉之即止。又治急惊,口眼歪斜,左向右重,右向左重。"

《小儿推拿秘旨》:"一扇门、二扇门:在中指两旁交界下半寸是穴。治热不退,汗不来。掐此,即汗如雨,不宜太多。"

25. 二人上马

【位置】

掌背无名指及小指掌指关节后,即第四、五掌骨间凹陷中。

【操作】

以拇指或中指指端揉之,称揉二人上马(图3-17);或以拇指指甲掐之,称掐二人上马。

【次数】

揉100~500次,掐3~5次。

【功效】

滋阴补肾,顺气散结,利水通淋。

【主治】

潮热烦躁,小便赤涩,牙痛,喘咳等。

【临床应用】

本法为补法代表。用于肾阴不足,心肾不交之足痿软无力、耳鸣耳聋、齿痛、夜啼等。也用于潮热、盗汗、口燥咽干、小便赤涩、淋痛、癃闭等。

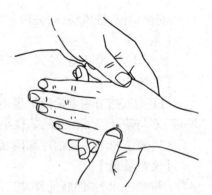

图3-17　揉二人上马

【文献摘录】

《小儿推拿秘旨》:"二人上马:在小指下里侧,对兑边是穴。治小便赤涩,清补肾水。"

《推拿仙术》:"揉掐二人上马,清补肾水用之,并治眼吊。""二人上马用大指钻掐,无名小指界空处。"

《小儿推拿广意》:"二人上马:掐之醒胃气,起沉疴。"

《小儿推拿学概要》:"本穴治小便闭塞,疗效明显,对肺部有干性啰音久不消失者,用之最效。"

26. 外劳宫

【位置】

手背正中央,与内劳宫相对。

【操作】

以拇指或中指指端揉之,称揉外劳宫(图3-18);以拇指指甲掐之,称掐外劳宫。

【次数】

揉按约100次,掐3~5次。

【功效】

温阳散寒,升阳举陷,发汗解表。

【主治】

外感风寒,腹胀腹痛,肠鸣腹泻,遗尿,脱肛,寒疝等。

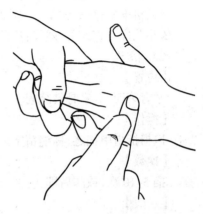

图3-18　揉外劳宫

【临床应用】

本穴性温,为温阳散寒、升阳举陷之要穴,兼能发汗解表。本穴多用揉法,主治一切寒证。若为外感风寒,鼻塞、流涕,常与开天门、推坎宫、揉太阳、揉耳后高骨、推三关等合用;若为脏腑积寒、完谷不化、肠鸣腹泻、寒痢腹痛等症,则常与推三关、补脾经、补肾经、揉脐、揉一窝风、推上七节骨等合用;若治疗脱肛、遗尿等症,多配合补脾经、补肾经、推三关、揉丹田、揉百会等。

【文献摘录】

《小儿按摩经》:"掐外劳宫,和脏腑之热气,遍身潮热,肚起青筋揉之效。"

《小儿推拿秘旨》:"外劳宫:在指下,正对掌心是穴。治粪白不变,五谷不消,肚腹泄泻。""外劳宫止泻用之,拿此又可止头痛。""头疼肚痛外劳宫。"

《小儿推拿广意》:"外劳宫:揉之和五脏潮热,左清凉,右转温热。"

《推拿三字经》:"小腹寒,外劳宫,左右旋,久揉良……"

《保赤推拿法》:"掐外劳宫穴法……脏腑积有寒风热气,皆和解,又治遍身潮热,肚起青筋,粪白不变,五谷不消,肚腹膨胀。"

27. 威灵

【位置】

掌背第二、三掌骨歧缝间。

【操作】

以拇指指甲掐之,称掐威灵。

【次数】

掐3~5次,或醒后即止。

【功效】

开窍醒神。

【主治】

惊风,昏迷。

【临床应用】

主要用于急救,主治急惊暴死、昏迷不醒,常与掐精宁、掐人中合用。

【文献摘录】

《小儿按摩经》:"掐威灵穴,治急惊暴死。"

《小儿推拿秘旨》:"威灵穴在虎口下,两旁歧,有圆骨处。遇卒死症,摇掐即醒。"

《小儿推拿广意》:"威宁:掐之能救急惊卒死,揉之即能苏醒。"

《幼科推拿秘书》:"精宁穴能医吼气,威灵促死能回生。"

《小儿推拿直录》:"威灵:掐而揉之。治急惊。天吊惊。暴中风。肚痛头疼。肚起青筋。"

28. 精宁

【位置】

掌背第四、五掌骨歧缝间。

【操作】

以拇指指甲掐之,称掐精宁。

【次数】

掐 5~10 次,或醒后即止。

【功效】

行气破结,化痰开窍。

【主治】

食积,痰喘,干呕,疳积等。

【临床应用】

本法体虚者慎用,如必须使用时则多与补脾经、推三关、捏脊等同用,以免克伐太甚,损伤元气。本法亦常与掐威灵配合,治疗急惊昏厥,以加强开窍醒神的作用。

【文献摘录】

《小儿按摩经》:"掐精宁穴,气吼痰喘,干呕痞积用之。"

《小儿推拿广意》:"精宁:掐之能治风哮,消痰食痞积。""掐精宁,治气喘,口歪眼偏,哭不出声,口渴。"

《小儿推拿直录》:"精宁:掐而揉之。消痰痞积。胸膈气喘。"

29. 外八卦

【位置】

掌背外劳宫周围,与内八卦相对处。

【操作】

以拇指顺时针方向作运法,称运外八卦。

【次数】

100~300 次。

【功效】

宽胸理气,散结通滞,通利血脉。

【主治】

胸闷,腹胀,便秘等。

【临床应用】

治疗胸闷、腹胀、便结等症,多与掐揉总筋、摩腹、推揉膻中等合用。

【文献摘录】

《小儿推拿广意》:"外八卦:性凉。除脏腑秘结,通血脉。"

《保赤推拿法》:"运外八卦穴法,此穴在手背,对手心内八卦处,运之能通一身之气血,开五脏六腑之闭结。"

《小儿推拿学概要》:"顺运本穴,能促进肠蠕动,消除腹胀。"

30. 一窝风

【位置】

手背腕横纹正中凹陷处。

【操作】

以拇指或中指指端揉之,称揉一窝风。

【次数】

100~300 次。

【功效】

温中行气,利关节,止痹痛,发散风寒。

【主治】

腹胀,腹痛,腹泻,外感风寒等。

【临床应用】

揉一窝风常用于感寒食积所致的腹痛、腹胀等症,多与推三关、拿肚角、揉中脘等合用。本法亦能散风寒、通表里,也可用于治疗寒滞经络所致的痹痛或外感风寒等证。

【文献摘录】

《小儿推拿秘旨》:"一窝风:在掌根尽处腕中,治肚痛极效。急慢惊风。又一窝风掐住中指尖,主泻。""一窝风止头疼。"

《小儿推拿广意》:"一窝风:掐之止肚疼,发汗去风热。"

《小儿推拿直录》:"一窝风:掐之治肚痛眼反白。"

31. 膊阳池

【位置】

手背一窝风上 3 寸。

【操作】

以拇指或中指指端揉之,称揉膊阳池;用拇指指甲掐之,称掐膊阳池。

【次数】

揉 100~300 次,掐 3~5 次。

【功效】

止头痛,通大便,利小便。

【主治】

大便秘结,小便短赤,感冒头痛等。

【临床应用】

治疗便秘,常与推大肠、摩腹、推下七节骨等合用;治疗小便短赤,常与清小肠、清心经、推箕门等合用;治疗感冒头痛,常与开天门、推坎宫、揉太阳、揉耳后高骨合用。

【文献摘录】

《小儿推拿秘旨》:"阳池穴,在掌根下三寸是。治风痰,头痛。""单掐阳池头痛止。"

32. 三关

【位置】

前臂桡侧,阳池至曲池成一直线。

【操作】

用拇指螺纹面或示、中指面自腕向肘直推,称为推三关或推上三关(图 3-19);若自拇指桡侧端推向肘,称为大推三关。

【次数】

100~300 次。

【功效】

温阳散寒,补气行气,发汗解表。

【主治】

外感风寒,呕吐,泄泻,腹痛等一切虚寒病证。

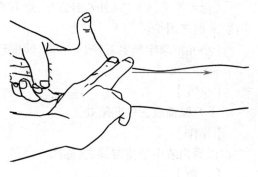

图 3-19　推三关

【临床应用】

(1) 三关穴性温热,主治一切虚寒病证,对非虚寒病症慎用。临床上治气血虚弱、阳气不足所致的四肢冰冷、面色无华、食欲不振、疳积、吐泻等症,多与补脾经、补肾经、揉丹田、捏脊、摩腹等合用。

(2) 对感冒风寒、怕冷无汗或疹出不透等症,多与清肺经、开天门、推攒竹、掐揉二扇门等合用。

【文献摘录】

《小儿推拿秘旨》:"三关出汗行经络,发汗行气是为先。"

《小儿推拿广意》:"三关:男左三关推发汗,退下六腑谓之凉,女右六腑推上凉,退下三关谓之热。""推上三关:推之通血气,发汗。"

《幼科铁镜》:"男左手直骨背面为三关,属气分,推上气行阳动,故为热,为补。"

《小儿推拿直录》:"三关:推之去风发汗。在掌左高骨下推上曲池至。"

33. 天河水

【位置】

前臂正中,总筋至洪池(曲泽)成一直线。

【操作】

(1) 一手拇指按于内劳宫,另一手拇指或示、中二指向上推天河水,称为清(推)天河水(图 3-20)。

(2) 从内劳宫向上推至肘横纹,称为大推天河水,推和大推均以局部红赤为度。

(3) 从洪池(曲泽)向掌心方向推,推至掌心,运数次后,向上一拂而起,1 分钟,称为取天河水。

(4) 先运内劳宫数遍,后以一手拇指按于内劳宫,一手示、中二指交替或并拢从下向上拍打天河水,以局部红赤,或微汗出为度,称弹打天河水或打马过天河。

【次数】

推 100~300 次,弹打 10~20 次。

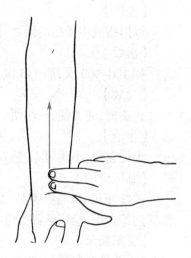

图 3-20　清天河水

【功效】

清热解表,泻火除烦。

【主治】

发热,烦躁不安,夜啼,头痛等一切热证。

【临床应用】

本法为清法代表,治各种热证,实热、虚热均适宜。能凉血,治斑疹、紫癜、皮肤干燥瘙痒等。清天河水用于外感,以透发为主;大推天河水和打马过天河,清热力量较强;取天河水为阴虚津伤而设,多用于虚热。

【文献摘录】

《小儿推拿秘旨》:"清天河,分阴阳,赤凤摇头,止夜啼。"

《小儿推拿广意》:"天河水,推之清心经烦热。"

《幼科推拿秘书》:"清天河:天河穴在膀膊中,从坎宫小天心处一直到手弯曲泽……取凉退热,并治淋痢昏睡。""打马过天河:此能活麻木,通关节脉窍之法也……其法以表示、中两指,自小儿上马处打起,摆至天河,去四回三,至曲泽内一弹……此法是退凉去热。"

《小儿推拿直录》:"外天河:推至洪池一二百下。治热闷昏沉,不省人事。"

《万育仙书》:"天河水在总筋下中心,明目,去五心潮热,除口中疳疮。"

34. 六腑

【位置】

前臂尺侧,阴池至尺骨鹰嘴处成一直线。

【操作】

用拇指或示、中二指螺纹面自肘向腕直推,称退六腑(图3-21)。

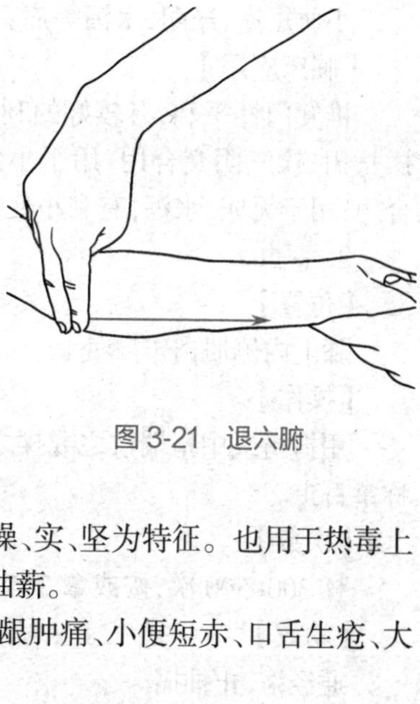

【次数】

100~300次。

【功效】

清热,凉血,解毒。

【主治】

高热烦渴,咽痛,便秘等一切实热病证。

图3-21 退六腑

【临床应用】

本法为下法代表,用于各种积滞之腑气不通,以痞、满、燥、实、坚为特征。也用于热毒上攻之咽喉肿痛、重舌、木舌、热痢、目赤眵多、浊涕等,即釜底抽薪。

本法为清法代表,用于各种热证,如口臭、胃中灼热、牙龈肿痛、小便短赤、口舌生疮、大热、大汗、大渴、烦躁等。

退下六腑与推上三关,一尺一桡,一寒一热,一泻一补,均为临床要穴。古人认为二穴其性猛烈。临床常两穴合用。治热证、实证,以退六腑为主,推三关次之(退三推一);治寒证、虚证,则以推三关为主,退六腑次之(推三退一),以防寒热太过,补泻太猛。

【文献摘录】

《小儿按摩经》:"六腑凡做此法,先掐心经,点劳宫。男退下六腑,退热加凉,属凉,女反此,推上为凉也。"

《幼科推拿秘书》:"退六腑……属凉。若脏腑热,大便结,遍身潮热人事昏沉,三焦火病。

此为要着。"

《幼科铁镜》:"男左手直骨正面为六镰,属血分,退下则血行阴动,故为寒、为凉。"

《保赤推拿法》:"推下六腑法:六腑在肱正面,男向下推之为加凉,女向下推之反为加热。"

(石　芳　刘小卫)

第三节　下肢部穴位

1. 箕门

【位置】

大腿内侧、膝盖上缘至腹股沟成一直线。

【操作】

用示、中二指自膝盖内侧上缘推至腹股沟,称推箕门
(图 3-22)。

【次数】

100~300 次。

【功效】

利尿。

【主治】

小便短赤,尿闭,水泻等症。

【临床应用】

推箕门性平和,有较好的利尿作用。用于尿闭,多与
揉丹田、揉三阴交合用;用于小便赤涩不利,多与清小肠
合用;用于无尿、水泻,有利小便以实大便的作用。

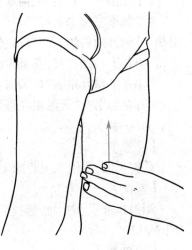

图 3-22　推箕门

2. 百虫

【位置】

膝上内侧肌肉丰厚处。

【操作】

用拇指或中指端按之或揉之,称按或揉百虫;或以拇指和示、中指相对用力做三指拿法,
称拿百虫。

【次数】

揉 300~500 次,按或拿 3~5 次。

【功效】

通经络,止抽搐。

【主治】

下肢痿痹、四肢抽搐。

【临床应用】

多用于下肢痿软、痹痛等症,常与按揉膝眼、按揉足三里、拿委中等合用;若用于惊风抽
搐,则手法刺激宜重。

【文献摘录】

《推拿仙术》:"百虫穴能止搐。"

《幼科推拿秘书》:"百虫穴:在大腿之上。"

《小儿推拿直录》:"百虫穴即血海。""拿百虫穴属四肢能止惊。"

3. 膝眼

【位置】

在膝盖两旁凹陷中(外侧凹陷称外膝眼,内侧凹陷称内膝眼)。

【操作】

用拇指、示指指端分别在两侧膝眼上做揉法称揉膝眼;或用拇指、示指指端同时用力向上按之,称为按膝眼。

【次数】

按 5~10 次,揉 50~100 次。

【功效】

息风,止搐。

【主治】

下肢痿软,惊风抽搐。

【临床应用】

常用于治疗下肢痿软无力或惊风抽搐等,常配合拿百虫、拿委中、按揉承山。

【文献摘录】

《小儿推拿秘旨》:"膝眼穴:小儿脸上惊来,急在此掐之。"

《小儿推拿直录》:"鬼眼穴。治痢疾鹤膝风,掐而揉之。"

《小推拿法》:"掐膝眼穴法:此穴在膝盖里旁,一名鬼眼穴,小儿脸上惊来,急在此掐之,若儿身后仰,即止。"

4. 足三里

【位置】

外侧膝眼下 3 寸,胫骨外侧约一横指处。

【操作】

用拇指按揉,称按揉足三里。

【次数】

50~100 次。

【功效】

健脾和胃,调中理气,通络导滞。

【主治】

消化道疾患,下肢痿软。

【临床应用】

常用于治疗腹胀、腹痛、呕吐、泄泻等消化系统疾病及下肢痿软、乏力等病症。多与推天柱骨、分推腹阴阳等相配合,以治疗呕吐;与推上七节骨、补大肠等相配合,以治疗脾虚泄泻;常与捏脊、摩腹等相配合,以作小儿保健。

5. 前承山

【位置】

小腿胫骨旁,与后承山相对处。

【操作】

用拇指指甲掐之,称掐前承山;或用拇指指端揉之,称揉前承山。

【次数】

掐 3~5 次,揉 300~500 次。

【功效】

止抽搐,行气血。

【主治】

惊风抽搐,下肢痿软。

【临床应用】

揉前承山多用于治疗下肢痿软,常与拿百虫、按揉足三里、拿委中等配合应用;掐前承山常用于治疗角弓反张、下肢抽搐,常配合掐解溪。

【文献摘录】

《小儿推拿秘旨》:"前承山穴:小儿望后跌,将此穴久掐,久揉,有效。"

《小儿推拿广意》:"前承山:掐之治惊来急速者。"

《保赤推拿法》:"掐前承山穴法:此穴在腿下节。前面膝下亦名中廉穴,儿惊风望后跌,在此穴久掐最效。"

6. 三阴交

【位置】

内踝尖直上 3 寸处。

【操作】

用拇指或中指端按揉,称按揉三阴交。

【次数】

20~30 次。

【功效】

通血脉、活经络、疏下焦、利湿热、通调水道,亦能健脾胃、助运化。

【主治】

遗尿,癃闭,小便频数、涩痛不利,下肢痹痛,惊风,消化不良。

【临床应用】

按揉三阴交能通血脉、活经络、疏下焦、利湿热、通调水道,亦能健脾胃、助运化。主要用于泌尿系统疾病,如遗尿、癃闭等,常与揉丹田、推箕门等合用,亦常用于下肢痹痛、瘫痪等。

7. 丰隆

【位置】

外踝尖上 8 寸,距胫骨前缘二横指(中指)。

【操作】

用拇指或中指端按揉,称揉丰隆。

【次数】

20~30 次。

【功效】

和胃气,化痰湿。

【主治】

头痛,惊风,腰痛,足内翻,足跟痛。

【临床应用】

揉丰隆能和胃气,化痰湿,主要用于痰涎壅盛、咳嗽气喘等,常与揉膻中、运内八卦等配合应用。

8. 太冲

【位置】

足背第 1 和第 2 跖骨结合部之前方凹陷处(趾缝间上 1.5 寸),大趾趾长伸肌腱外缘处。

【操作】

以拇指爪甲着力,稍用力在太冲穴上掐,称掐太冲。

【次数】

3~5 次。

【功效】

平肝息风。

【主治】

小儿惊风,癫狂,痫证。

【临床应用】

主要用于治疗惊风。

9. 委中

【位置】

腘窝中央,两大筋间。

【操作】

用拇、示指拿腘窝中筋腱,称拿委中。

【次数】

3~5 次。

【功效】

止抽搐,通经络。

【主治】

惊风抽搐,下肢痿软无力等。

【临床应用】

委中用拿法能止抽搐,与揉膝眼、阳陵泉配合治下肢痿软无力;用捏挤法至局部瘀斑,可治疗中暑、痧症等。

10. 后承山

【位置】

在腓肠肌交界之尖端,人字形凹陷处。

【操作】

用拇指端揉之,称揉承山;用拇指和示、中二指相对提拿筋腱,称拿承山。

【次数】

揉 100~300 次,拿 3~5 次。

【功效】

通经活络,息风止痉。

【主治】

下肢痿软,惊风抽搐。

【临床应用】

常用于治疗惊风抽搐、下肢痿软、腿痛转筋等,常与拿委中等配合运用。

【文献摘录】

《小儿推拿秘旨》:"后承山穴:小儿手足搐跳,惊风紧急,快将口咬之,要久,令大哭方止。"

《小儿推拿广意》:"后承山:揉之治气吼、发汗。"

《幼科推拿秘书》:"后承山穴:一名后水穴,如鱼肚一般,在腿肚上,名鱼肚穴。"

《小儿推拿直录》:"十拿鱼肚穴。属小肠能止泻,更能醒人事。"

11. 昆仑

【位置】

外踝尖与跟腱之间的凹陷处。

【操作】

用拇指指甲掐,称掐昆仑。

【次数】

3~5 次。

【功效】

解肌通络,强腰补肾。

【主治】

头痛,惊风,腰痛,足内翻,足跟痛。

【临床应用】

掐昆仑治疗头痛、惊风;与拿委中配合治疗腰痛;与拿仆参配合治疗足内翻、足跟痛。

12. 涌泉

【位置】

足掌心前 1/3 凹陷处。

【操作】

用拇指端按揉,称揉涌泉;用两拇指螺纹面轮流自足根推向足尖,称推涌泉。

【次数】

揉 30~50 次,推 100~300 次。

【功效】

引火归元,退虚热。

【主治】

发热,呕吐,腹泻,五心烦热。

【临床应用】

推涌泉能引火归元、退虚热,常与揉上马、运内劳宫等配伍,治疗烦躁不安、夜啼等症;若与退六腑、清天河水配合,亦可用于实热证;揉涌泉,能治吐泻,左揉止吐,右揉止泻。

(刘美平)

第四节　胸腹部穴位

1. 乳根
【位置】
乳头直下 2 分,当第 5 肋间隙,距前正中线 4 寸。
【操作】
中指指端揉之,称揉乳根。
【次数】
20~50 次。
【功效】
宽胸理气,止咳化痰。
【主治】
咳嗽,痰鸣,胸闷,呕吐等。
【临床应用】
临床上常与揉乳旁合用,以示、中两指指端同时操作,常配合揉膻中及分推膻中。
【文献摘录】
《幼科推拿秘书》:"乳穴,在两乳下。"

2. 乳旁
【位置】
乳头外旁开 2 分。
【操作】
中指指端揉之,称揉乳旁。
【次数】
20~50 次。
【功效】
宽胸理气,止咳化痰。
【主治】
咳嗽,痰鸣,胸闷,呕吐等。
【临床应用】
临床上常与揉乳根合用,以示、中两指指端同时操作,常配合揉膻中或分推膻中。
【文献摘录】
《推拿仙术》:"拿奶旁穴,属胃经能止吐。"
《小儿推拿广意》:"奶旁止吐。""……及至奶旁尤属胃,去风止吐力非轻。"
《厘正按摩要术》:"奶旁即乳旁,用右手大指按之治咳嗽,止呕吐,左右同,周于蕃。"

3. 胁肋
【位置】
从腋下两胁至天枢处。
【操作】
以两手掌从两胁腋下搓摩至天枢处,称搓摩胁肋,又称为按弦走搓摩(图 3-23)。

【次数】

50~100 次。

【功效】

顺气化痰,除胸闷,开积聚。

【主治】

胸闷,痰喘,腹胀等。

【临床应用】

搓摩胁肋,性开而降,常用于治疗小儿因食积、痰壅、气逆所致的胸闷、痰喘、腹胀等病症。

【文献摘录】

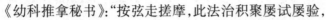

图 3-23　搓摩胁肋

《幼科推拿秘书》:"按弦走搓摩,此法治积聚屡试屡验,此运开积痰积气痞积之要法也。弦者,胁肋骨也,在两胁上。其法着一人抱小儿坐在怀中,将小儿两手抄搭小儿两肩上,以我两手对小儿两胁上搓摩至肚角下,积痰积气自然运化。若久痞则非一日之功,须久搓摩方效。"

《厘正按摩要术》:"摩左右胁:左右胁在胸腹两旁胁膊处,以掌心横摩两边,得八十一次,治食积痰滞。"

4. 腹

【位置】

整个腹部。

【操作】

(1) 摩腹:以全掌或四指摩之(图 3-24)。

(2) 推腹:或以两拇指螺纹面沿肋弓角边缘向两旁作分推,称分推腹阴阳或分腹阴阳(图 3-25)。

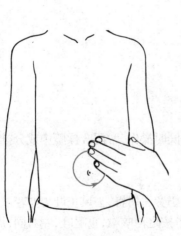

图 3-24　摩腹

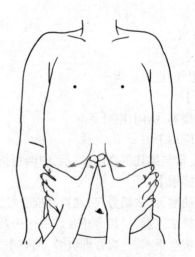

图 3-25　分推腹阴阳

(3) 揉腹:以全掌或掌根置于腹部揉 1~3 分钟。

(4) 振腹:单掌或双掌重叠置于腹部,前臂强直性收缩,高频率振颤,约 0.5 分钟。

(5) 按腹:单掌或双掌重叠,从上至下依次按压腹部,掌随呼吸起伏,按压 3~5 遍。

（6）拿腹：一手示、中、无名指与小指在腹一侧，另一手拇指在腹另一侧，两手同时向中部推进，并将腹部提起。操作 1 分钟。

【次数】

摩 3~5 分钟，分推 100~200 次。

【功效】

调理肠道，健脾和胃，理气消食。

【主治】

腹痛，腹胀，腹泻，厌食，恶心，呕吐，便秘等。

【临床应用】

顺时针摩腹为泻法，能消食、导滞、通便，用于便秘、腹胀、厌食、伤食泻等；逆时针摩腹为补法，能健脾、止泻，多用于脾虚泻、寒湿泻等。摩或分推腹部常配合运内八卦、揉板门、清补脾经、按揉足三里等合用。摩腹还常与补脾经、捏脊、按揉足三里合用，作为小儿保健主要的推拿手法之一。

【文献摘录】

《厘正按摩要术》："……腹为阴中之阴，食积痰滞瘀血，按之拒按之不拒，其中虚实从此而辨……验腹以神阙。""摩腹，用掌心团摩满腹上，治伤乳食。"

《秘传推拿妙诀》："凡遇小儿不能言者，若偶然恶哭不止，即是肚痛。将一人把小儿置膝间，医人对面将两手搂抱其肚腹，着力久久揉之，如搓揉衣服状。又用手掌摩揉其脐，左右旋转数百余回，每转三十六，愈多愈效。"

5. 脐

【位置】

肚脐正中央。

【操作】

用中指指端、大鱼际或掌根揉之，称揉脐；或用拇指和示、中指抓住肚脐抖揉，亦称为揉脐；或用三指并指或掌摩之，称摩脐。

【次数】

100~300 次。

【功效】

温阳散寒，补益气血，健脾和胃，消食导滞，涩肠固脱。

【主治】

食积腹胀，肠鸣腹痛，便秘，吐泻。

【临床应用】

揉脐常与摩腹、推七节骨、揉龟尾等配合运用，简称"龟尾七节，摩腹揉脐"，治疗腹泻效果较好。

【文献摘录】

《小儿推拿广意》："脐上，运之治肚胀气响，如症重，则周围用灯火四焦。"

《幼科推拿秘书》："神阙揉此止泻痢。""揉脐及龟尾并擦七节骨；此治泻痢之良法也，龟尾者，脊骨尽头间尾穴也，七节骨者，从头骨数第七节也。其法以我一手，用三指揉脐，又以我一手，揉托龟尾，揉讫，自龟尾擦上七节骨为补，水泻专用补，若赤白痢，必自上七节骨擦下龟尾为泄，推第二次再用补，盖先去大肠热毒，然后可补也。若伤寒后，骨节痛，专擦七节骨至龟尾。"

《厘正按摩要术》："摩神阙,神阙即肚脐。以掌心按脐并小腹,或往上,或往下,或往左,或往右,按而摩之,或数十次,数百次,治腹痛,并治便结。"

6. 丹田

【位置】

小腹部,脐下 2 寸与 3 寸之间。

【操作】

用大鱼际或掌根揉之,称揉丹田;或用三指并指或掌摩之,称摩丹田。

【次数】

揉 50~100 次,摩 3~5 分钟。

【功效】

培肾固本,温补下元,分清别浊。

【主治】

腹泻,腹痛,遗尿,脱肛,尿频,尿潴留,疝气等。

【临床应用】

常用于治疗小儿先天不足。治疗寒凝少腹以及腹痛、疝气、遗尿、脱肛等症,常与补肾经、推三关、揉外劳宫等合用;治疗尿潴留,常配合推箕门、清小肠、揉关元等。

【文献摘录】

《厘正按摩要术》："摩丹田:丹田在脐下,以掌心由胸口直摩之,得八十一次,治食积气滞。"

7. 肚角

【位置】

脐下 2 寸(石门),旁开 2 寸,大筋处。

【操作】

用拇、示、中三指做拿法,称拿肚角;或用拇指或中指指端按之,称按肚角。

【次数】

3~5 次。

【功效】

理气消滞,止腹痛。

【主治】

腹痛,腹胀,腹泻等。

【临床应用】

按、拿肚角是止腹痛的要法,常用于寒痛、伤食痛。本法具有较强刺激,一般拿或按 3~5 次即可,操作次数不可太多,为防止患儿哭闹影响手法的进行,可在诸手法操作完成后,再操作此穴。

【文献摘录】

《推拿仙术》："肚角穴:止泄止肚痛,往上推止泄,往下推泄。"

《小儿推拿广意》："肚角止泄泻。"

《小儿推拿直录》："肚角穴属大肠能止泻。"

《厘正按摩要术》："按肚角,肚角在脐之旁,用右手掌心按之,治腹痛亦治泄泻。"

(石芳 丁乐)

第五节 肩背腰骶部穴位

1. 肩井

【位置】

在大椎与肩峰连线之中点,肩部筋肉处。

【操作】

用拇指与示、中二指对称用力提拿,称拿肩井;用指端按其穴,称按肩井。

【次数】

拿 3~5 次,按揉 10~30 次。

【功效】

发汗解表,宣通气血,升提气机。

【主治】

感冒,发热,上肢抬举不利等症。

【临床应用】

拿肩井能宣通气血、发汗解表。临床常与"四大手法"配合,治疗外感发热、无汗等症。本法亦为治疗的结束手法,称总收法。

2. 大椎

【位置】

第七颈椎与第一胸椎棘突之间。

【操作】

用中指端揉,称揉大椎。

【次数】

30~50 次。

【功效】

清热利咽,发汗解表。

【主治】

发热,咳嗽,项强。

【临床应用】

揉大椎有清热解表的作用,主要用于感冒、发热等症。此外,以屈曲的示、中指蘸清水,在穴位上提捏至皮下轻度瘀血,对百日咳有一定疗效。

3. 风门

【位置】

第二胸椎棘突下,旁开 1.5 寸。

【操作】

医者用示、中指指端揉,称揉风门。

【次数】

揉 20~30 次。

【功效】

疏风解表,宣肺止咳。

【主治】

感冒,咳嗽,气喘,鼻塞,骨蒸潮热,盗汗及腰背部病症。

【临床应用】

揉风门主要用于外感风寒、咳嗽、气喘,临床上多与清肺经、揉肺俞、推揉膻中等配合应用。治骨蒸潮热、盗汗,与揉二人上马、揉肾顶、分手阴阳等相配合;治疗背、腰肌肉疼痛,与拿委中、承山、昆仑等穴相结合应用。

4. 肺俞

【位置】

在第三胸椎棘突下旁开 1.5 寸。

【操作】

用两手拇指或示、中指指端揉,称揉肺俞(图 3-26);两手拇指分别自肩胛骨内缘从上向下推动,称推肺俞或分推肩胛骨。

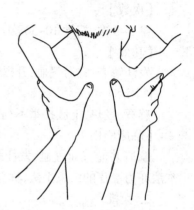

图 3-26　揉肺俞

【次数】

揉 50~100 次,推 100~200 次。

【功效】

调肺气,补虚损,止咳嗽。

【主治】

咳嗽,胸痛,胸闷等症。

【临床应用】

揉肺俞、分推肺俞,能调肺气、补虚损、止咳嗽,多用于治疗呼吸系统疾病。如久治不愈,加推补脾经以培土生金,则效果更好。

5. 脾俞

【位置】

第十一胸椎棘突下,旁开 1.5 寸。

【操作】

用示、中二指端揉,称揉脾俞。

【次数】

50~100 次。

【功效】

能健脾胃,助运化,祛水湿。

【主治】

呕吐,腹泻,疳积,食欲不振,水肿,四肢乏力等症。

【临床应用】

揉脾俞能健脾胃、助运化、祛水湿,多用于治疗脾胃虚弱、乳食内伤、消化不良等症,常与推脾经、按揉足三里等合用。

6. 肾俞

【位置】

第二腰椎棘突下,旁开 1.5 寸。

【操作】

用揉法,称揉肾俞。

【次数】

揉 50~100 次。

【功效】

滋阴壮阳,补益肾元。

【主治】

腹泻,遗尿,下肢痿软乏力等症。

【临床应用】

揉肾俞能滋阴壮阳、补肾益元,常用于肾虚腹泻或下肢瘫痪等症,多与揉二人上马、补脾经、推三关等合用;下肢瘫痪,多配合患侧的推、滚、揉法,以通经活血,帮助患肢恢复功能。

7. 七节骨

【位置】

在第四腰椎与尾骨端成一直线。

【操作】

医者用拇指桡侧面或示、中指腹自下向上推之,称推上七节骨;自上而下推,称推下七节骨(图 3-27)。

【次数】

100~300 次。

【功效】

温阳止泻,泻热通便。

【主治】

泄泻,便秘,脱肛。

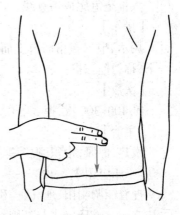

图 3-27　推下七节骨

【临床应用】

推上七节骨能温阳止泻,多用于虚寒腹泻、久痢等症。临床上常与按揉百会、揉丹田等合用,治疗气虚下陷引起的遗尿、脱肛等症。推下七节骨能泻热、通便,多用于肠热便秘或痢疾等症。

【文献摘录】

《小儿推拿广意》:"便秘者,烧酒在肾俞推上龟尾……泄泻亦要逆推,使气升而泄可止也。"

《幼科推拿秘书》:"七节骨:水泻,从龟尾向上擦如数,立刻即止;若痢疾,必先从七节骨往下撤之龟尾,以去肠中热毒,次日方自下而上也。"

8. 龟尾

【位置】

位于尾骨端。

【操作】

医者用中指或拇指端揉,称揉龟尾。

【次数】

揉 100~300 次。

【功效】

通调大肠。

【主治】

泄泻,便秘,脱肛,遗尿。

【临床应用】

揉龟尾能通调督脉之经气、调理大肠,本穴性平和,能止泻,也能通便,多与揉脐、推七节骨等合用,治疗泄泻、便秘等症。

【文献摘录】

《小儿按摩经》:"掐龟尾并揉脐,治儿水泻、乌痧、膨胀、脐风、月家盘肠等惊。"

《幼科推拿秘书》:"龟尾者,脊骨尽头,间尾穴……龟尾穴揉止泻痢。"

9. 脊柱

【位置】

大椎至龟尾成一直线。

【操作】

用示、中二指指面自上而下直推,称推脊;自下而上用捏法称捏脊。每捏三下将背脊提一下,称为捏三提一法。

【次数】

推 100~300 次,捏 3~5 次。

【主治】

发热,惊风,疳积,腹泻等症。

【临床应用】

捏脊能调阴阳、理气血、和脏腑、通经络、培元气,具有强健身体的功能,是小儿保健常用手法之一。临床上多与补脾经、补肾经、推三关、摩腹、按揉足三里等配合应用,治疗先天和后天不足引起的一些慢性病症均有一定的效果。推脊柱能清热,多与清天河水、退六腑、推涌泉等合用,并能治疗腰、背强痛,角弓反张,下焦阳气虚弱等症。

【文献摘录】

《肘后备急方》:"……拈取其脊骨皮,深取痛引之,从龟尾至顶乃止。未愈更为之。"

《推拿仙术》:"伤寒骨节疼痛,从此用指路旋推至龟尾。"

(刘美平)

复习思考题

1. 常用小儿推拿穴位有哪些?

2. 五经穴的位置在哪里?

3. 简述小儿头面部穴位的位置与操作。

4. 简述小儿头面部穴位的主治及功效。

5. 简述小儿上肢部穴位的位置与操作。

6. 简述小儿上肢部穴位的主治及功效。

7. 简述小儿下肢部穴位的位置与操作。

8. 简述小儿下肢部穴位的主治及功效。

9. 简述小儿胸腹部穴位的位置与操作。
10. 简述小儿胸腹部穴位的主治及功效。
11. 简述小儿肩背腰骶部穴位的位置与操作。
12. 简述小儿肩背腰骶部穴位的主治及功效。

第 四 章

小儿推拿常见疾病

导学

　　学习目的: 学习小儿常见病症的推拿治疗方法,为推拿临床奠定理论基础和技能基础。

　　学习要点: 小儿常见病的基本理论、诊断要点及辨证分型、推拿治疗原则和处方操作。

第一节 感 冒

【概述】

　　感冒是以感受风邪为主引起的,以鼻塞、流涕、喷嚏、微咳、发热、恶寒、头痛、全身酸痛为主要临床表现的儿科常见病,俗称"伤风",类似于西医学的急性上呼吸道感染。

　　本病四季皆可发生,但冬春季节及气候骤变时小儿易为外邪所伤,故小儿感冒在冬春季节最为多见。任何年龄段的小儿均可发病。因小儿为"稚阴、稚阳"之体,肺脏娇嫩,脾常不足,神怯气弱,心火易炽,肝风易动,所以感邪之后,易出现夹痰、夹滞、夹惊的兼证。本病若治疗及时,一般预后良好;若处理不当,正不胜邪,由表及里,可发展为咳嗽、肺炎喘嗽、水肿、心悸等变证,当予以重视。

【病因病机】

　　1. 感受风寒　风寒之邪,由皮毛而入,束于肌表,致使肌肤闭郁,卫阳不得宣发,而恶寒、发热、无汗;寒邪束肺,肺气失宣,则鼻塞、流涕、咳嗽;寒邪郁于太阳经脉,气血流道不畅,则头痛、身痛、肢节酸痛。

　　2. 感受风热　风热之邪,由口鼻而入,侵犯肺卫,肺气失宣,卫气不畅,则发热较重、恶风、微有汗出;上扰清窍则头痛;热邪客肺,肺气失宣,则鼻塞、流涕、喷嚏、咳嗽;风热上乘咽喉,则咽喉肿痛。小儿"纯阳"之体,感邪之后易于传变,即使外感风寒,也易化热。

　　3. 感受暑湿　夏季暑湿当令、黏腻重浊、束表困脾、卫表失宣,则发热重、无汗;脾气被遏,清阳不升,则头晕、头痛;湿邪遏于肌表则身重困倦;湿邪困于中焦,阻碍气机,脾胃升降失司,则致胸闷、恶心、食欲不振,甚至呕吐、泄泻。

　　4. 感受时邪　外感时疫毒邪,侵犯肺胃二经,疫毒性烈,易于传变,故起病急,病情重;邪犯肺卫,郁于肌表,则初起发热、恶寒、肌肉酸痛;毒热上炎,则目赤、咽红;邪毒犯脾,升降失司,则见恶心、呕吐、泄泻等症。

【诊断】

1. 诊断要点

(1) 病史:有冷暖失调或与感冒患者接触等病史。

(2) 临床表现:以鼻塞、流涕、喷嚏、微咳、发热、恶寒、头痛、全身酸痛为主症。

(3) 实验室检查:白细胞总数及中性粒细胞增高,提示细菌感染;白细胞总数正常或偏低,提示可能是病毒感染。

2. 辨证分型

(1) 风寒感冒:鼻塞、流清涕、喷嚏、喉痒、微咳、恶寒重、头痛、无汗、口不渴。舌淡红、苔薄白、脉浮紧、指纹浮红。

(2) 风热感冒:鼻塞、流浊涕、喷嚏、咽痛、咳痰、发热重、头痛、有汗或无汗、口干或渴。舌红、苔薄白或黄、脉浮数、指纹浮紫。

(3) 暑湿感冒:鼻塞、身重、胸闷、恶心、发热、微咳、头痛如裹、无汗、或有呕吐、泄泻。舌红、苔黄腻、脉数、指纹紫滞。

(4) 时邪感冒:起病急、全身症状较重、高热、恶寒、汗出热不解、目赤、咽红、肌肉酸痛。舌红、苔黄、脉数、指纹紫。

【治疗】

治疗感冒以疏风解表为基本原则。针对不同证候,分别采用散寒解表、清热解表、化湿解暑、清热解毒等治法。

1. 风寒感冒

(1) 治法:疏风通络,散寒解表。

(2) 处方

常例手法:开天门24次,推坎宫24次,揉太阳24次,按揉总筋24次,分手阴阳24次。

推五经:先清脾经100次,再补脾经50次,清肝经250次,清心经150次,清肺经300次,补肾经100次。

配穴:揉风池、揉外劳宫、掐揉二扇门各60次,推三关150次,退六腑50次,推膻中120次,推肺俞至发红,捏脊3~5遍。

关窍:拿肩井5次。

(3) 方义:常例开窍;推五经能调理脏腑,以清肺经为主,宣肃肺气,以达解表散寒之功;配合运太阳、揉风池、掐揉二扇门,以加强发汗解表之功;揉外劳宫温通阳气;推三关发汗解表,疏风散寒,配六腑以防发散太过,又能清热;推膻中和推肺俞配伍,可宽胸理气、止咳化痰;捏脊可提高机体免疫力;拿肩井关窍。

(4) 加减:咳嗽加揉天突;有痰加揉乳旁、乳根,揉丰隆。

2. 风热感冒

(1) 治法:疏风通络,清热解表。

(2) 处方

常例手法:开天门24次,推坎宫24次,揉太阳24次,按揉总筋24次,分手阴阳24次。

推五经:先清脾经100次,再补脾经50次,清肝经250次,清心经150次,清肺经300次,补肾经100次。

配穴:揉内劳宫100次,清天河水100次,推三关50次,退六腑150次,推膻中120次,推肺俞至发红,捏脊 3~5 遍。

关窍:拿肩井 5 次。

(3) 方义:常例开窍;推五经调理脏腑,以清肺经为主,可解表宣肺;揉内劳宫、清天河水、推大椎、退六腑,能清热解表,配三关以防清太过;推膻中配以推肺俞至发红,可宣降肺气,理肺止咳;捏脊提高机体抵抗力;拿肩井关窍。

(4) 加减:咳嗽加揉天突,分推肩胛骨;有痰加揉乳旁、乳根,揉丰隆;有惊加掐揉小天心。

3. 暑湿感冒

(1) 治法:运脾化湿,清暑解表。

(2) 处方

常例手法:开天门 24 次,推坎宫 24 次,揉太阳 24 次,按揉总筋 24 次,分手阴阳 24 次。

推五经:先清脾经 200 次,再补脾经 100 次,清肝经 250 次,清心经 150 次,清肺经 300 次,补肾经 100 次。

配穴:运内八卦 50 次,推三关 100 次,退六腑 300 次,大推天河水 100 次;按揉足三里 50 次;按揉迎香 100 次;揉中脘 200 次,分腹阴阳 50 次。

关窍:拿肩井 5 次。

(3) 方义:开天门、推坎宫、揉太阳,能疏风解表;按揉迎香以助疏风并通鼻窍;退六腑、大推天河水,以清热解暑;清脾经、补脾经、运内八卦、推三关、按揉足三里、揉中脘、分腹阴阳,能运脾化湿;清肝经、按揉总筋、补肾经,以先安未受邪之处;分手阴阳以调和阴阳;拿肩井以关窍。

(4) 加减:咳嗽加揉天突、分推膻中、揉肺俞、分推肩胛骨;有痰加揉乳旁、乳根,揉丰隆;饮食积滞者,摩腹 2 分钟,捏脊 5 次。

4. 时邪感冒

(1) 治法:清热解毒。

(2) 处方

常例手法:开天门 24 次,推坎宫 24 次,揉太阳 24 次,按揉总筋 24 次,分手阴阳 24 次。

推五经:先清脾经 200 次,再补脾经 100 次,清肝经 250 次,清心经 150 次,清肺经 300 次,补肾经 100 次。

配穴:清胃经 200 次,清大肠 100 次,退六腑 100 次,清天河水 100 次;按揉足三里 100 次;按揉迎香 100 次。

关窍:拿肩井 5 次。

(3) 方义:开天门、推坎宫、揉太阳,能疏风解表;按揉迎香以助疏风并通鼻窍;清胃经、清大肠、清肺经、退六腑、大推天河水,以清热解毒;清脾经、补脾经、按揉足三里,能运脾化湿;清肝经、按揉总筋、补肾经,以先安未受邪之处;分手阴阳以调和阴阳;拿肩井以关窍。

(4) 加减:咳嗽加揉天突、分推膻中、揉肺俞、分推肩胛骨;有痰加揉乳旁、乳根,揉丰隆;有惊加掐揉小天心。

【注意事项】

1. 多做户外活动,呼吸新鲜空气,加强锻炼,增强体质。

2. 随气候变化及时增减衣服,勿使受凉或过暖。

3. 居室保持空气流通,尽量避免与感冒患者接触,尤其是感冒流行季节。

4. 患儿感冒后要充分休息,尤其伴有发热者,要多喝温开水,发病期间宜清淡饮食。

5. 感冒后要密切观察病情的变化情况。

【按语】

推拿治疗小儿感冒疗效显著,临床以风寒、风热、暑湿感冒疗效较好,对于时邪感冒应当关注其传染性,病情严重者当采取综合治疗为宜。一般推治 3~5 次可有明显疗效。

(谭锦阳)

第二节　发　　热

【概述】

正常小儿腋温在 36.1~37℃ 之间波动。口温较腋温高 0.2~0.4℃,肛温较腋温高 0.5~0.9℃。发热指体温超过正常标准。

发热即体温异常升高,是小儿常见的一种病症。西医有感染性发热、非感染性发热、变态反应性发热之分。中医有壮热、低热、潮热之别。壮热是指身体发热,热势壮盛,扪之烙手,属高热范畴(39.6~40.5℃);低热是指身体自觉发热,热势不高,一般体温在 38.5℃ 以内;潮热是指发热高低起伏有定时,如潮汐一般。

小儿发热很常见,四季皆可发生,任何年龄段均可出现。预后情况与原发疾病密切相关,若小儿体温过高或持续高热,易见痉、厥、闭、脱等危重证候,需及时对症救治。

【病因病机】

1. 外感发热　风寒之邪由皮毛而入,束于肌表,致使肌肤闭郁,卫阳不得宣发而发热;风热之邪由口鼻而入,热灼肺卫,则发热较重。

2. 肺胃实热　小儿外感误治,邪气由表入里致里热盛实;或乳食内积,肺胃壅实,郁而化热。

3. 阴虚内热　小儿久病伤阴致肺肾不足,阴液亏损,阴虚则内热。

【诊断】

1. 诊断要点

(1) 临床表现:以小儿肛温为标准,分为低热(37.5~38.5℃),中度发热(38.6~39.5℃),高热(39.6~40.5℃),超高热(大于 40.5℃)。

(2) 实验室检查:白细胞总数及中性粒细胞增高,提示细菌感染;白细胞总数正常或偏低,提示可能是病毒感染。

2. 辨证分型

(1) 外感发热:偏于风寒者可见发热,恶风寒,头痛,无汗,鼻塞,流涕,舌质淡红,苔薄白,脉浮紧,指纹鲜红;偏于风热者可见发热,微汗出,口干,鼻流黄涕,苔薄黄,脉浮数,指纹红紫。

(2) 肺胃实热:高热,面红,气促,不思饮食,便秘,烦躁,渴而欲饮。舌红,苔燥,脉数有力,指纹深紫。

(3) 阴虚发热:午后发热,手足心热,形瘦神疲,盗汗,食纳减少。舌红,苔剥,脉细数无力,指纹淡紫。

【治疗】

治疗小儿发热当遵循中医急则治标,缓则治本的治疗原则。一般来讲发热为标,病因为本。针对不同证候,分别采用解表清热、清泻里热、滋阴清热、益气清热等治法。

1. 外感发热

(1) 治法：发汗祛邪，解表清热。

(2) 处方

常例手法：开天门 24 次，推坎宫 24 次，揉太阳 24 次，按揉总筋 24 次，分手阴阳 24 次。

推五经：清脾经 300 次，清肝经 200 次，清心经 100 次，清肺经 300 次，补肾经 200 次。

配穴：推三关 90 次，推六腑 30 次，推脊 10 次，拿风池 5 次。

关窍：拿肩井 5 次。

(3) 方义：常例开窍，尤其开天门、推坎宫、揉太阳能疏风解表，发散外邪；推五经能调理脏腑，以清肺经为主，宣肃肺气，以达解表、止咳的目的；推三关能发汗解表，疏风散寒，配六腑以防发散太过，又能清热；风寒者加掐二扇门、拿风池，加强发汗解表，散风寒的功效；风热者加推脊、清天河水以清热。拿肩井关窍，又能宣通气血，发汗解表。

(4) 加减：风寒者加掐二扇门、拿风池穴；风热者加清天河水、推脊；若兼咳嗽、痰鸣、气急者加推揉膻中；兼见脘腹胀满、不思乳食、嗳酸呕吐者，加揉中脘、摩腹、推板门、推天柱；兼见烦躁不安、睡卧不安、惊惕不安者，加掐揉小天心。

2. 肺胃实热

(1) 治法：清里泻热。

(2) 处方

常例手法：开天门 24 次，推坎宫 24 次，揉太阳 24 次，按揉总筋 24 次，分手阴阳 24 次。

推五经：清脾经 300 次，补脾经 100 次，清肝经 300 次，清心经 300 次，清肺经 400 次，补肾经 200 次。

配穴：清大肠 150 次，清小肠 150 次，退六腑 150 次，推三关 50 次，水底捞明月 20 次，大推天河水 20 次，揉涌泉 10 次。

关窍：拿肩井 5 次。

(3) 方义：开天门、推坎宫、揉太阳，能通经开窍；重清脾经、肺经，以清解肺胃实热；清大肠、清小肠，以通利二便而泻火；水底捞明月、大推天河水、退六腑、揉涌泉，清热除烦；清肝经、清心经、按揉总筋、补肾经，以先安未受邪之处；补脾经以防伤脾；分手阴阳以调和阴阳；拿肩井以关窍。

(4) 加减：5 岁以上小儿，每穴操作次数可适当增加 50~200 次。若高热不退，可加打马过天河（总的原则：不超过 18 口气），推脊柱 100~300 次，掐大椎 10 次；若大便秘结，加推下七节骨、摩腹。

3. 阴虚发热

(1) 治法：滋肾益肺，养阴清热。

(2) 处方

常例手法：开天门 24 次，推坎宫 24 次，揉太阳 24 次，按揉总筋 24 次，分手阴阳 24 次。

推五经：补脾经 200 次，清肝经 200 次，清心经 200 次，补肺经 300 次，补肾经 400 次。

配穴：揉二人上马 60 次，大推天河水 60 次，按揉内劳宫 100 次；按揉足三里 60 次，揉涌泉 10 次，按揉中脘 90 次。

关窍：拿肩井 5 次。

(3) 方义：开天门、推坎宫、揉太阳，能通经开窍；重补肾经、肺经，揉二人上马，能滋补肺肾之阴；大推天河水、按揉内劳宫，以清热除烦；补脾经、按揉足三里、按揉中脘，能健脾和胃；

揉涌泉能引热下行,以退虚热;分手阴阳以调和阴阳;拿肩井以关窍。

(4)加减:盗汗、自汗,加揉肾顶;饮食欠佳,加掐四横纹、捏脊。

【注意事项】

1. 患儿发热时应注意休息,并密切观察各生命体征的变化情况。

2. 保持室内通风,空气新鲜,避免冷空气吹袭。

3. 发热伴出汗时,当及时擦干汗液,穿宽松衣裤以便散热。

4. 饮食宜清淡而有营养,忌食辛辣、油腻食物,多饮温开水。

5. 积极治疗原发病,对有过高热惊厥者当积极备用息风止痉的成药,如羚羊角粉等。

【按语】

推拿治疗小儿发热疗效显著,一般3~5次可有明显的疗效。对发热高且不退者,可每日推拿两三次,以及结合退热药物综合治疗。体温过高,伴发惊风抽搐者,应综合防治,切勿延误病情。

(谭锦阳)

第三节　咳　　嗽

【概述】

咳嗽是由多种原因引起的,临床表现以咳嗽为主症的肺系疾病。类似于西医学的气管炎、支气管炎。咳以声言,嗽以痰名,临床上多痰声并见,故以咳嗽并称。

本病四季皆可发生,但以冬春两季多见。小儿年龄越小,患病率越高。本病大多预后良好,若治疗不当,部分可致反复发作,迁延日久而不愈,甚者可发展为肺炎喘嗽,故临诊时必须予以重视。

【病因病机】

1. 风寒犯肺　风寒之邪从皮毛而入,肺卫受邪,肺失宣肃,肺气上逆而发为咳嗽。

2. 风热袭肺　风热邪气从口鼻而入,肺卫受邪,肺失宣肃,肺气上逆而发为咳嗽。

3. 肺气亏虚　咳嗽日久不愈,正气亏耗或正虚邪恋,肺气不足,肺失宣肃,气逆于上,发为咳嗽。

4. 肺阴不足　咳嗽日久不愈,正气亏耗或正虚邪恋,肺热津伤,肺阴受损,肺失宣肃,气逆于上,发为咳嗽。

【诊断】

1. 诊断要点

(1)病史:病前多有感冒病史。

(2)临床表现:以咳嗽、咳痰为主症。两肺呼吸音粗糙,可闻及干啰音或不固定的粗湿啰音。

(3)实验室检查:白细胞总数及中性粒细胞增高,提示细菌感染;白细胞总数正常或偏低,提示可能是病毒感染。

(4)X线检查:胸片显示肺纹理增粗、模糊,肺门阴影增深。

2. 辨证分型

(1)风寒咳嗽:咳嗽频作、声重,咳痰稀白;鼻流清涕,或恶寒无汗,头身疼痛;舌苔薄白,脉浮紧或指纹浮红。

（2）风热咳嗽：咳痰不爽，痰黄、黏稠，不易咳出；咽喉疼痛，鼻流黄涕，或有发热、口渴；舌红，苔薄黄，脉浮数或指纹浮紫。

（3）气虚咳嗽：咳嗽反复，咳嗽无力，痰白、清稀；面色苍白，气短懒言，语声低微，多汗畏寒，易感冒；舌淡嫩，边有齿痕，脉细无力。

（4）阴虚咳嗽：咳嗽少痰或痰黏难咳，或无痰；口咽干燥，声音嘶哑，潮热盗汗；舌红，少苔或花剥，脉细数或指纹紫。

【治疗】

治疗咳嗽以宣肃肺气为基本原则。针对不同分型，分别采用疏风散寒、疏风清热、健脾益气、清肺养阴等治法。

1. 风寒咳嗽

（1）治法：散寒解表，宣肺止咳。

（2）处方

常例手法：开天门24次，推坎宫24次，揉太阳24次，按揉总筋24次，分手阴阳24次。

推五经：清脾经200次，补脾经100次，清肝经200次，补肾经100次，清肺经400次。

配穴：揉外劳宫100次，推三关150次；按揉足三里50次；揉天突50次，揉膻中50次；揉肺俞100次；拿风池5次。

关窍：拿肩井5次。

（3）方义：开天门、推坎宫、揉太阳，能疏风解表；拿风池以助发汗解表；揉外劳宫、推三关，能温经散寒；清肺经，揉天突、膻中、肺俞，能宣肺止咳；清脾经、补脾经、按揉足三里，能运脾化湿；清肝经、按揉总筋、补肾经，以先安未受邪之处；分手阴阳以调和阴阳；拿肩井以关窍。

（4）加减：有痰者，加揉丰隆。

2. 风热咳嗽

（1）治法：清热解表，宣肺止咳。

（2）处方

常例手法：开天门24次，推坎宫24次，揉太阳24次，按揉总筋24次，分手阴阳24次。

推五经：清脾经200次，补脾经100次，清肝经200次，补肾经100次，清肺经400次。

配穴：清天河水100次；按揉足三里50次；揉天突50次；揉膻中50次；揉肺俞100次，分推肩胛骨100次。

关窍：拿肩井5次。

（3）方义：开天门、推坎宫、揉太阳，能疏风解表；清天河水以清热解表；清肺经，揉天突、膻中、肺俞，分推肩胛骨，能宣肺止咳；清脾经、补脾经、按揉足三里，能运脾化湿；清肝经、按揉总筋、补肾经，以先安未受邪之处；分手阴阳以调和阴阳；拿肩井以关窍。

（4）加减：有痰者，加揉丰隆。

3. 气虚咳嗽

（1）治法：健脾益气，宣肺止咳。

（2）处方

常例手法：开天门24次，推坎宫24次，揉太阳24次，按揉总筋24次，分手阴阳24次。

推五经：补脾经300次，清肝经200次，补肺经400次，补肾经200次。

配穴：按揉足三里100次；揉天突50次；揉膻中50次；揉中脘100次；揉肺俞100次，揉脾俞 100 次,捏脊 5 次。

关窍:拿肩井 5 次。

(3) 方义:开天门、推坎宫、揉太阳,能通经开窍;补肺经,揉天突、膻中、肺俞,能宣肺止咳;补脾经、揉中脘、揉脾俞、按揉足三里,能健脾益气;清肝经、按揉总筋、补肾经,以先安未受邪之处;捏脊、分手阴阳,以调和阴阳;拿肩井以关窍。

(4) 加减:有痰者,加揉丰隆;病久难愈者,补肾经次数加至 300 次。

4. 阴虚咳嗽

(1) 治法:清肺养阴,宣肺止咳。

(2) 处方

常例手法:开天门 24 次,推坎宫 24 次,揉太阳 24 次,按揉总筋 24 次,分手阴阳 24 次。

推五经:补脾经 300 次,清肝经 200 次,补肺经 400 次,补肾经 200 次。

配穴:揉二人上马 200 次,按揉足三里 100 次,按揉三阴交 200 次;揉天突 50 次,揉膻中 50 次,揉中脘 100 次;揉肺俞 100 次,揉肾俞 100 次,捏脊 5 次。

关窍:拿肩井 5 次。

(3) 方义:开天门、推坎宫、揉太阳,能通经开窍;补肺经,揉天突、膻中、肺俞,能宣肺止咳;补肾经、揉肾俞、揉二人上马、按揉三阴交,能助养阴清肺;补脾经、按揉足三里,能健脾益气;清肝经、按揉总筋,以先安未受邪之处;捏脊、分手阴阳,以调和阴阳;拿肩井以关窍。

(4) 加减:有痰者,加揉丰隆;病久难愈者,补肾经次数加至 300 次。

【注意事项】

1. 多做户外活动,加强锻炼,增强体质。

2. 患病后当注意休息,保持居室空气流通、新鲜。

3. 患儿宜食易消化、富含营养的食物,忌食辛辣刺激、过甜过咸食物。

4. 饮食过程中如发生咳嗽,当注意防止食物呛入气管引起窒息。

【按语】

推拿治疗小儿咳嗽疗效较好,对于外感咳嗽尤宜采用,一般 5~10 次可有明显疗效。不要见咳止咳,咳嗽有时是保护性反应。小儿不会吐痰,但痰是存在的,要注意痰尽才能咳止。

(谭锦阳)

第四节 哮 喘

【概述】

哮喘是由多种原因引起,临床表现以反复发作性的哮鸣气喘为主症的肺系疾病。类似于西医学的喘息性支气管炎、支气管哮喘。哮指声响言,喘指气息言,哮必兼喘,故通称哮喘。

本病发作有较明显的季节性,以春季、秋季气候多变时多见。初发年龄以 1~6 岁多见,且有明显的遗传倾向。本病大多经治疗可缓解或自行缓解,若治疗恰当,随着年龄增长,大都可治愈;若治疗不当,反复发作,可延及成年,甚至遗患终身,故必须予以重视。

【病因病机】

1. 内在因素 先天禀赋不足,肺、脾、肾功能失常,致痰饮内伏,形成哮喘发作的风根。

2. 诱发因素 感受外邪(六淫之邪,时疫之邪),触犯"异气"(花粉,尘螨,饮食中的鱼、蟹等海鲜)。

3. 发病机制　本病发病机制是外因诱发,触动伏痰,痰随气升,气因痰阻,相互搏结,阻塞气道,宣肃失常,气逆而上,出现咳嗽、气喘哮鸣,甚者呼吸困难。

【诊断】

1. 诊断要点

(1) 病史:家族哮喘史,婴儿期湿疹等过敏性疾病史。有反复发作的病史。

(2) 临床表现:以反复发作性的哮鸣气喘为主症。发作时喘促,气急,哮鸣,咳嗽,甚者不能平卧、烦躁不安、口唇青紫。

(3) 实验室检查:白细胞总数正常,嗜酸性粒细胞可增高;若白细胞总数及中性粒细胞增高,提示伴有细菌感染。变态反应皮肤试验可明确过敏原。

2. 辨证分型

(1) 发作期

1) 寒性哮喘:喉间哮鸣,咳痰清稀、色白、泡沫痰;形寒肢冷,鼻塞、流清涕;舌淡红,舌苔薄白,脉象浮紧。

2) 热性哮喘:咳喘哮鸣、声高,痰稠、色黄、难咳;流黄涕,小便黄赤,大便干燥;舌红,舌苔黄腻,脉象滑数。

(2) 缓解期

1) 肺脾气虚:反复感冒,气短自汗,咳嗽无力;舌淡胖,苔薄白,脉细软,指纹淡。

2) 脾肾阳虚:动则喘促,咳嗽无力;大便溏泄,夜尿多,面色苍白;舌淡,苔薄白,脉细,指纹淡。

3) 肺肾阴虚:喘促乏力,干咳或咳痰不爽;面色潮红,形体消瘦,潮热盗汗,口咽干燥,手足心热;舌红少津,苔花剥,脉细数。

【治疗】

治疗哮喘应坚持长期、规范、个体化的治疗原则。针对发作期和缓解期分别施治。发作期治标为主,采用温肺化痰、清肺祛痰等治法;缓解期治本为主,采用健脾益气、温肾纳气、益肺养阴等治法。

1. 发作期

(1) 寒性哮喘

1) 治法:温肺散寒,化痰平喘。

2) 处方

常例手法:开天门24次,推坎宫24次,揉太阳24次,按揉总筋24次,分手阴阳24次。

推五经:清脾经400次,补脾经100次,清肝经400次,清肺经400次,补肾经100次;

配穴:揉外劳宫100次,推三关150次;揉天突100次,揉膻中100次,开璇玑100次;揉定喘100次,揉肺俞100次。

关窍:拿肩井5次。

3) 方义:开天门、推坎宫、揉太阳,能疏风解表;揉外劳宫、推三关,能散寒解表;清肺经,揉天突、膻中、肺俞、定喘,开璇玑,能宽胸理气、宣肺平喘;清脾经、补脾经,能运脾化湿;清肝经以防侮肺;按揉总筋、分手阴阳以调和阴阳;拿肩井以关窍。

4) 加减:痰多者,加揉丰隆。

(2) 热性哮喘

1) 治法:清肺祛痰,降气平喘。

2）处方

常例手法：开天门 24 次，推坎宫 24 次，揉太阳 24 次，按揉总筋 24 次，分手阴阳 24 次。

推五经：清脾经 400 次，补脾经 100 次，清肝经 400 次，清肺经 400 次，补肾经 100 次。

配穴：清大肠 200 次，清天河水 200 次，揉天突 100 次，揉膻中 100 次，开璇玑 100 次；揉定喘 100 次，揉肺俞 100 次。

关窍：拿肩井 5 次。

3）方义：开天门、推坎宫、揉太阳，能疏风解表；清大肠、清天河水，能清热解表；清肺经、揉天突、膻中、肺俞、定喘、开璇玑，能宽胸理气、宣肺平喘；清脾经、补脾经，能运脾化湿；清肝经以防侮肺；按揉总筋、分手阴阳，以调和阴阳；拿肩井以关窍。

4）加减：痰多者，加揉丰隆。

2. 缓解期

(1) 肺脾气虚

1）治法：健脾益气，补肺固表。

2）处方

常例手法：开天门 24 次，推坎宫 24 次，揉太阳 24 次，按揉总筋 24 次，分手阴阳 24 次。

推五经：补脾经 400 次，清肝经 200 次，清肺经 400 次，补肾经 100 次。

配穴：揉外劳宫 100 次，揉板门 100 次；按揉足三里 100 次，按揉涌泉 20 次；揉天突 50 次，揉膻中 100 次，揉中脘 100 次，揉丹田 100 次；揉肺俞 200 次，揉脾俞 200 次，揉肾俞 100 次，捏脊 8 次。

关窍：拿肩井 5 次。

3）方义：开天门、推坎宫、揉太阳，能通经开窍；补肺经、脾经、肾经，揉肺俞、脾俞、肾俞，能固本以断其伏痰；清肝经以防侮肺；揉天突、膻中、肺俞，能宽胸理气；揉板门、中脘、足三里，能运脾化湿；揉外劳宫、丹田，能温补阳气；捏脊、分手阴阳，以调和阴阳；拿肩井以关窍。

(2) 脾肾阳虚

1）治法：健脾温肾，固摄纳气。

2）处方

常例手法：开天门 24 次，推坎宫 24 次，揉太阳 24 次，按揉总筋 24 次，分手阴阳 24 次。

推五经：补脾经 400 次，清肝经 300 次，补肺经 200 次，补肾经 400 次。

配穴：揉外劳宫 100 次，揉板门 100 次；按揉足三里 100 次，按揉涌泉 20 次；揉天突 50 次，揉膻中 100 次，揉中脘 100 次，揉丹田 100 次；揉肺俞 200 次，揉脾俞 200 次，揉肾俞 100 次，捏脊 8 次。

关窍：拿肩井 5 次。

3）方义：开天门、推坎宫、揉太阳，能通经开窍；补肺经、脾经、肾经，揉肺俞、脾俞、肾俞，能固本以断其伏痰；清肝经以防侮肺；揉天突、膻中、肺俞，能宽胸理气；揉板门、中脘、足三里，能运脾化湿；加大揉外劳宫、丹田，以增强温补阳气之功；捏脊、分手阴阳，以调和阴阳；拿肩井以关窍。

(3) 肺肾阴虚

1）治法：补肾益肺，养阴清热。

2）处方

常例手法。

推五经:补脾经 400 次,清肝经 300 次,补肺经 400 次,补肾经 400 次。

配穴:揉二人上马 200 次,按揉足三里 100 次,按揉三阴交 200 次;揉天突 50 次,揉膻中 100 次,揉中脘 100 次,揉丹田 100 次;揉肺俞 200 次,揉脾俞 200 次,揉肾俞 100 次,捏脊 8 次。

关窍:拿肩井 5 次。

3) 方义:开天门、推坎宫、推太阳,能通经开窍;补肺经、脾经、肾经,揉肺俞、脾俞、肾俞,能固本以断其伏痰;清肝经以防侮肺;揉天突、膻中、肺俞,能宽胸理气;揉中脘、足三里,能运脾化湿;揉二人上马、按揉三阴交,助养阴之功;捏脊、分手阴阳,以调和阴阳;拿肩井以关窍。

【注意事项】

1. 积极治疗,尽量避免诱发因素,适度锻炼,增强体质,预防感冒。

2. 气候变化时,做好防寒保暖,及时增减衣服;居室宜空气流通,避免接触特殊气味。

3. 患儿忌食辛辣、油腻食物,以及海鲜(如鱼、虾)等可能引起过敏的食物。

4. 缓解期常做推拿保健可增强抗病能力,减少发作;发作期当密切观察患儿病情变化。

【按语】

推拿治疗小儿哮喘有其独特优势,可长期使用,基本无副作用。不仅在发作期可以迅速减轻症状,在缓解期也可以积极采用推拿调理,增强体质,减少哮喘发作频率及减轻发作程度。

(谭锦阳)

第五节 泄 泻

【概述】

腹泻是一种由多种原因引起,以大便次数增多、粪质稀薄或如水样为特征的一种小儿常见病。本病一年四季皆可发生,尤以夏、秋两季为多见。本病发病年龄以婴幼儿为主,尤其是 2 岁以内的小儿发病率高,这与小儿脾常不足的生理特点有关,年龄越小者表现越为突出。本病轻者治疗得当,预后良好;重者下泄过度,易见气阴两伤,甚至阴竭阳脱;若治疗不及时,迁延日久,则可影响小儿的生长发育,导致营养不良。重症患儿还可产生脱水、酸中毒等一系列严重症状,甚至危及生命,故临床诊疗时必须十分注意。

本病相当于现代医学的急、慢性肠炎及胃肠功能紊乱等疾病。

【病因病机】

1. 感受外邪 小儿脏腑娇嫩,卫外不固,极易为外邪所袭,外感风、寒、暑、火(热)诸邪常与湿邪相合而作泻,因脾性喜燥恶湿,若湿困脾阳,则运化失司,清浊不分,升降失常,并走大肠而泻。由于长夏多湿,故外感泄泻以夏、秋季节多见,其中又以湿热泻最为常见,风寒致泻则四季均有。

2. 内伤乳食 小儿脾常不足,运化力弱,加上饮食不知自节,故易为乳食所伤。若喂养不当、饥饱失常,或突然改变食物性质,添加辅食过多过快,或恣食油腻、生冷、滑肠食物,或饮食不洁等,均可导致脾胃受损,运化失职,不能腐熟水谷,乳食停滞,积于中焦,下趋肠腑而泻。

3. 脾胃虚弱 小儿本身脾常不足,如后天调护不当,则可损伤脾胃,或因久病迁延不愈,造成脾胃虚弱,或为早产、难产、低体重儿,脾胃禀赋不足等,皆可导致脾气亏虚,水湿不化,脾阳不振,中气失举,脾虚及肾,脾失温煦,水湿滞留,下注肠道而泻。小儿为稚阴稚阳之体,所以小儿泄泻,既耗伤阴液,也耗伤阳气,故其病变须重视阴液的消长和阳气的存亡。

【诊断】

1. 诊断要点

(1) 病史:有乳食不节、饮食不洁或感受外邪等病史。

(2) 临床表现:大便次数增多,日行 3~5 次,甚至十余次。大便颜色淡黄、黄绿或褐色。大便质地呈蛋花样或清水样,可夹黏液、奶瓣或不消化物。可伴有发热、恶心、呕吐、腹痛、纳差、口渴、尿少等症状。

重症泄泻,可见小便短少、高热烦渴、神疲萎软、皮肤干瘪、囟门凹陷、目眶下陷、啼哭无声等脱水现象,以及口唇樱红、呼吸深长、腹胀等酸碱平衡失调和电解质紊乱的表现。

(3) 实验室检查:大便镜检可见少量脂肪球、白细胞或红细胞,大便病原学检查可有轮状病毒等病毒检测阳性,或致病性大肠埃希菌等细菌培养阳性。

2. 辨证分型

(1) 寒湿泻:大便清稀、多泡沫、色淡、不臭,肠鸣,腹痛,喜暖、喜按,常伴面色淡白,口不渴,小便清长,舌淡,苔白腻,脉濡缓,指纹色红。

(2) 湿热泻:大便如水样,或如蛋花汤样,或夹黏液,色黄、秽臭,起病较急,泻下急迫,量多次频,腹痛时作,食欲不振,或伴呕恶,神疲乏力,或发热烦躁,口渴喜饮,小便短赤。舌红,苔黄腻,脉滑数,指纹紫。

(3) 伤食泻:大便稀薄,夹有奶瓣或不消化的食物残渣,量多,酸臭或如败卵,腹痛胀满,痛则欲泻,泻前哭闹,泻后痛减,常伴有嗳气酸馊,纳呆恶食,矢气频频,夜寐不宁,舌红,苔厚腻或微黄,脉滑数,指纹紫红而滞。

(4) 脾虚泻:大便稀薄,色淡不臭,夹有未消化之物,往往食后即泻,病程迁延,久泻不愈,或反复发作,时轻时重,常伴有面色萎黄,形体消瘦,神倦乏力,食欲不振,舌淡,苔白,脉缓弱,指纹淡。若脾虚泄泻缠绵不愈,进而可损及肾阳,症见大便清稀,澄澈清冷,完谷不化,色淡不臭,或有五更作泻,食欲不振,常伴有面色㿠白,形寒肢冷,精神萎靡,寐时露睛,舌淡,苔白,脉细弱,指纹淡。

【治疗】

治疗泄泻以运脾化湿为基本原则。针对不同分型,分别采用温中散寒、清热利湿、消食导滞、健脾益气、温阳补肾等治法。

1. 寒湿泻

(1) 治法:温中散寒,化湿止泻。

(2) 处方

常例手法:开天门 24 次;推坎宫 24 次,揉太阳 24 次,按揉总筋 24 次,分手阴阳 24 次。

推五经:补脾经 300 次,清肝经 200 次,清心经 100 次,补肺经 200 次,补肾经 200 次。

配穴:补大肠 200 次,推三关、揉外劳宫各 300 次,推上七节骨 50 次,逆时针摩腹、按揉足三里、揉龟尾各 100 次。

关窍:拿肩井 5 次。

(3) 方义:推三关、揉外劳宫,能温中散寒;补脾经、逆时针摩腹、按揉足三里,能健脾,助运化湿;补大肠、揉龟尾、推上七节骨,能固肠止泻。

(4) 加减:如肠鸣、腹痛严重者,加揉一窝风、拿肚角;体质虚弱者,加捏脊;小便清长者,加清小肠。

2. 湿热泻

(1) 治法:清热利湿,调中止泻。

(2) 处方

常例手法:开天门 24 次,推坎宫 24 次,揉太阳 24 次,按揉总筋 24 次,分手阴阳 24 次。

推五经:清补脾经各 300 次,清肝经 200 次,清心经 100 次,清肺经 100 次,补肾经 200 次。

配穴:清胃经 200 次,清大肠、退六腑各 300 次,推下七节骨、揉龟尾各 100 次,顺时针方向摩腹 2 分钟。

关窍:拿肩井 5 次。

(3) 方义:清补脾经、清胃经、顺时针方向摩腹,能清中焦湿热;清大肠、推下七节骨,能清利肠腑湿热积滞;退六腑能清热利湿,分利止泻;揉龟尾能理肠止泻。

(4) 加减:如身热明显者,加清天河水、推三关;烦躁不安者,加掐揉小天心。

3. 伤食泻

(1) 治法:消食导滞,助运止泻。

(2) 处方

常例手法:开天门 24 次,推坎宫 24 次,揉太阳 24 次,按揉总筋 24 次,分手阴阳 24 次。

推五经:清脾经 100 次,补脾经 300 次,清肝经 200 次,清心经 100 次,清肺经 100 次,补肾经 200 次。

配穴:清胃经 200 次,清大肠、退六腑各 200 次,运内八卦 200 次,揉板门、揉中脘、揉脐、揉天枢各 100 次,分腹阴阳 50 次,推上七节骨 50 次,揉龟尾 100 次,顺时针方向摩腹 2 分钟。

关窍:拿肩井 5 次。

(3) 方义:补脾经、揉板门,能健脾和胃,消食导滞;清胃经、清大肠,能清胃肠积滞、和胃降逆;运内八卦、摩腹,能行滞消食;揉中脘、揉脐、揉天枢、分腹阴阳,能理气消胀、健脾和胃;揉龟尾、推上七节骨,能理肠止泻。

(4) 加减:呕吐者,加推天柱骨;腹痛明显者,加拿肚角。

4. 脾虚泻

(1) 治法:健脾益气,温阳止泻。

(2) 处方

常例手法:开天门 24 次,推坎宫 24 次,揉太阳 24 次,按揉总筋 24 次,分手阴阳 24 次。

推五经:补脾经 300 次,清肝经 200 次,清心经 100 次,补肺经 100 次,补肾经 300 次。

配穴:补大肠各 300 次,揉外劳宫 200 次,揉脐 100 次,按揉足三里、脾俞、胃俞、大肠俞各 100 次,揉龟尾 50 次,推上七节骨 100 次,捏脊 10 遍。逆时针方向摩腹 2 分钟。

关窍:拿肩井 5 次。

(3) 方义:补脾经、揉外劳宫,能健脾益气,温阳散寒;补大肠能固肠实便;揉脐、摩腹、按揉足三里、捏脊,能健脾和胃,理气调中;按揉脾俞、胃俞、大肠俞,能健脾胃,理肠道;揉龟尾、推上七节骨,能温阳止泻,涩肠固脱。

(4) 加减:若证见肾阳虚者,加补肾经;腹胀者,加运内八卦;久泻不止者,加按揉百会。

【注意事项】

1. 如患儿出现小便极少或无尿、眼眶凹陷、呕吐频繁、饮食不进、精神萎靡等脱水现象时,应停止推拿治疗,采取相应的针对性处理措施,在纠正脱水的情况下,可继续推拿治疗。

2. 在泄泻期间,应适当控制饮食,减轻胃肠负担,饮食宜清淡,忌食生冷、辛辣、油腻、滑肠及不易消化的食物。吐泻严重者,可暂禁食 4~6 小时,及时补充水分及口服补液盐。吐泻好转后饮食逐步增加。

3. 做好臀部护理,大便后冲洗、揩干,保持臀部皮肤干燥,要勤换尿布,防止发生红臀。

【按语】

推拿治疗小儿泄泻疗效显著,一般 3~10 次可治愈。对迁延性腹泻每日推拿 1 次;轻型腹泻,每日推拿一两次;重型腹泻,应以药物治疗为主,可配合推拿治疗。实证、热证不能见泻止泻,应以祛邪、化积、顺气、清热为务,以免闭门留寇。

(钟愈田)

第六节 呕 吐

【概述】

呕吐是小儿脾胃系统疾病的一种常见证候,常因胃失和降,气逆于上,以致乳食由胃中上逆,经口而出的一种症状。古人以有物有声谓之呕,有物无声谓之吐,有声无物谓之哕。由于呕与吐常同时发生,故一般并称呕吐。小婴儿胃呈水平状,贲门松弛,若因哺乳过量或过急,或吸入过多空气,哺乳后乳汁从口角溢出,则称之为溢乳,并非病态。

本病多因伤食、胃寒、胃热等引起。本病无年龄限制,但婴幼儿及夏秋季节易于发生。如对症治疗及时,预后较好。若诊治不当或延误病情,长期呕吐,则易损伤胃气,胃纳失常,可导致精液耗损,气血亏虚。

本病相当于现代医学的急性胃炎、消化不良、胃肠功能紊乱等疾病。

对于某些急性传染病、急腹症、颅内高压等引起的呕吐,均不属本节论治范畴。

【病因病机】

1. 感受外邪 小儿脏腑娇嫩,脾胃薄弱,六淫之邪外袭,客于肠胃,以致胃失和降,胃气上逆而发生呕吐。尤其冬春风寒、夏秋暑湿之邪犯胃最常见。

2. 内伤饮食 小儿乳食不节,或过食生冷、油腻、不洁之物,积滞中脘,损伤肠胃,胃失和降,气逆于上而致呕吐;小儿过食辛热之品,或感受暑湿、温热时邪,蕴伏肠胃,胃热气逆,食而反出,而作胃热吐。

3. 脾胃虚弱 小儿先天禀赋不足,脾胃虚弱,中阳不足,或胃阴不足,运化失司,导致失濡润,胃气上逆而发生呕吐。

4. 暴受惊恐 小儿神气怯弱,易受感触,若突见异物,暴受惊恐;或因跌仆惊恐,以致气机逆乱,横逆犯胃,发生呕吐。

【诊断】

1. 诊断要点

(1) 有乳食不节、饮食不洁、情志不畅或腹部受寒后等病史。

(2) 乳食、水液等从胃中上涌,经口而出。

(3) 有嗳腐食臭,恶心纳呆,胃脘胀闷等症。

(4) 查体腹部膨胀、压痛。必要的时候需参考辅助检查等方面加以确诊。

2. 辨证分型

(1) 寒吐:起病较缓,病程较长,呕吐时作时止,食后良久方吐或朝食暮吐,或暮食朝吐,遇寒加重,呕吐物多为清稀痰水或不消化乳食残渣,不酸不臭,伴面色苍白,精神疲倦,四肢欠温,或腹痛绵绵,喜温喜按,大便溏薄,小便清长,舌淡,苔白,脉迟缓无力,指纹淡。

(2) 热吐:食入即吐,呕吐物酸臭,口渴喜饮,身热烦躁,唇干面赤,大便气秽或便结,小便黄赤,舌红,苔黄腻,脉滑数,指纹紫。

(3) 伤食吐:呕吐频繁,吐物酸馊,口气秽臭,拒食、拒乳、拒按,脘腹胀痛,大便酸臭,或溏或秘,舌质红,苔厚腻,脉滑实,指纹滞。

(4) 惊吐:跌扑惊恐后呕吐清涎,面色青或白,烦躁不安,睡卧不宁或惊惕哭闹,舌淡,苔薄白,指纹色青。

【治疗】

呕吐的治疗原则以降逆止呕为主。外邪犯胃者,佐以疏散外邪,或以温中散寒,或清热和胃;伤食吐者,予消食导滞等治法。

1. 寒吐

(1) 治法:温中散寒,和胃降逆。

(2) 处方

常例手法:开天门 24 次,推坎宫 24 次,揉太阳 24 次,按揉总筋 24 次,分手阴阳 24 次。

推五经:补脾经 200 次,清肝经 200 次,清心经 100 次,补肺经 100 次,补肾经 200 次;

配穴:横纹推向板门 200 次,揉外劳宫 100 次,推三关 1 000 次,推天柱骨 200 次,揉中脘 200 次。

关窍:拿肩井 5 次。

(3) 方义:补脾经、揉中脘,可健脾和胃,降逆止呕;推天柱骨和胃降逆,祛寒止呕;横纹推向板门,和胃降逆,善治一切呕吐;推三关、揉外劳宫,能温中散寒。

(4) 加减:如腹痛严重者,加拿肚角、揉一窝风。

2. 热吐

(1) 治法:清热和胃,降逆止呕。

(2) 处方

常例手法:开天门 24 次,推坎宫 24 次,揉太阳 24 次,按揉总筋 24 次,分手阴阳 24 次。

推五经:清脾经 200 次,补脾经 100 次,清肝经 200 次,清心经 100 次,清肺经 100 次,补肾经 200 次。

配穴:清胃经、清大肠、退六腑、运内八卦、横纹推向板门各 200 次,推天柱骨、推下七节骨各 200 次。

关窍:拿肩井 5 次。

(3) 方义:清脾经、清胃经、运内八卦,以清中焦积热,和胃益气;横纹推向板门、推天柱骨,以清热泻火,降逆止呕;清大肠、退六腑、推下七节骨,能清热通便,通降胃气。

(4) 加减:如发热者,加清天河水,增多推天柱骨、退六腑的次数。

3. 伤食吐

(1) 治法:消食导滞,和中降逆。

(2) 处方

常例手法:开天门 24 次,推坎宫 24 次,揉太阳 24 次,按揉总筋 24 次,分手阴阳 24 次。

推五经:清脾经 200 次,补脾经 100 次,清肝经 200 次,清心经 100 次,清肺经 100 次,补肾经 200 次。

配穴:揉板门、横纹推向板门、运内八卦各 200 次,揉中脘、分腹阴阳、按揉足三里各

100 次。

关窍:拿肩井 5 次。

(3) 方义:补脾经、揉中脘、按揉足三里,以健脾和胃,助运;揉板门、运内八卦、分腹阴阳,可宽胸理气、消食导滞;横纹推向板门,可降逆、止呕。

(4) 加减:大便秘结者,加清大肠、推下七节骨。

4. 惊吐

(1) 治法:疏肝理气,镇惊止吐。

(2) 处方

常例手法:开天门 24 次,推坎宫 24 次,揉太阳 24 次,按揉总筋 24 次,分手阴阳 24 次。

推五经:补脾经 100 次,清肝经 200 次,清心经 100 次,清肺经 100 次,补肾经 200 次;

配穴:运内八卦 100 次,揉小天心 200 次,横纹推向板门 100 次,推膻中 50 次,按百会 30 次,推天柱骨 100 次。

关窍:拿肩井 5 次。

(3) 方义:补脾经、运内八卦,能镇静安神、健脾消食;分手阴阳、揉小天心,能宁心安神;横纹推向板门、推天柱骨,能和胃、降逆、止呕;推膻中能宽胸理气;按百会、清肝经、清心经,能加强安神镇惊作用。

【注意事项】

1. 呕吐较重或反复呕吐者应先禁食 4~6 小时或 6~8 小时,可适当饮清淡的流质饮食,必要时用中西药物结合治疗。

2. 呕吐较轻患儿宜吃清淡、易消化的食物,勿暴饮暴食或过食生冷。乳婴儿注意乳汁喂养的量、浓度及喂养的姿势等。

3. 保持安静,注意保暖,注意体位,防止呕吐物吸入气管。

【按语】

推拿治疗小儿呕吐方法独特,疗效显著,一般 1~5 次可见明显效果。但其推拿也有一定的适应证和禁忌证,所以首先必须明确诊断。严重呕吐者,在推拿治疗效果不明显的情况下,一定要转上级医师或上级医院,适当配合中西药物治疗,以防延误最佳治疗时机。治疗期间及疾病初愈时一定要配合加强护理,嘱咐注意事项。

(钟愈田)

第七节　便　秘

【概述】

便秘是指不能按时排便,或大便坚硬、干燥,欲大便而排时不爽,艰涩难以排出。便秘是儿科临床上常见的一个症状,可单独出现,又可继发于其他疾病过程中。

单独出现的便秘一般有两种情况,第一种为习惯性便秘,其因与体质、饮食习惯、生活不规律有关。第二种为一时性便秘,其因与突然改变饮食、生活环境有关,如过食辛辣、香燥等。某些器质性疾病以便秘为主要临床症状出现。

根据病因和症状,便秘通常分为虚秘和实秘两类。虚秘多因气血虚弱,津液不足;实秘则多因燥结气滞。

【病因病机】

便秘的发生,主要由于大肠传导功能失常,粪便在肠内停留时间过长,水分被吸收所致。其病位在大肠,但与五脏、气血密切相关。

1. 饮食不节　便秘由于喂养不当,饥饱失常所致。或进食过少,气血生化乏源,脾运无力;或过食辛辣、煎炸、香燥之品,以致胃肠积热,气滞不行;或过食生冷、肥甘、难消化之品,损伤脾胃,运化失常,均可致乳食停滞,久而成积,积久化热,耗损津液,大肠传导失职。

2. 体虚因素　小儿脏腑娇嫩,形气未充。若禀赋不足,后天失调,如热病后期,或过用辛温、发汗、通利药物,耗气、伤阴、损津,导致肠道燥热,津液不足,不能下润大肠;亦可因久病体虚,气血虚衰,气虚则大肠输送无力,血虚则不能滋润大肠,均可导致大肠下行不利而致便秘。

【诊断】

1. 诊断要点　大便干结或如羊屎状,排出困难,有的数日一次,排时艰涩不爽。单纯性便秘者,实验室检查与其他检查多无异常。

2. 辨证分型

(1) 实秘:大便干结如羊屎状,排出困难,烦热口臭,面赤身热,腹胀痛,胸胁痞满,纳食减少,口干唇燥,小便短赤,苔黄或燥,脉弦滑,指纹色紫。

(2) 虚秘:大便秘结或不甚干燥,时有便意,努挣难排,排便时间长,汗出,气短乏力,面白神疲,肢倦懒言,舌淡,苔薄白,脉虚,指纹色淡,为气虚秘;大便干结,努挣难下,面色无华,口干心烦,形瘦乏力,神疲气怯,舌淡,苔薄,指纹色淡,为血虚秘。

【治疗】

治疗便秘的原则当本着六腑传化物而不藏,以通为用之旨,以导滞通便为主。

1. 实秘

(1) 治法:调理脾胃,消积导滞。

(2) 处方

常例手法:开天门 24 次,推坎宫 24 次,揉太阳 24 次,按揉总筋 24 次,分手阴阳 24 次。

推五经:清脾经 400 次,补脾经 200 次,清肝经 300 次,清心经 100 次,清肺经 200 次,补肾经 200 次。

配穴:清大肠 300 次,退六腑、运内八卦、揉膊阳池各 200 次,摩腹 100 次,按弦走搓摩 20 次,推下七节骨 100 次,按揉足三里、揉天枢 100 次。

关窍:拿肩井 5 次。

(3) 方义:清大肠、退六腑、揉膊阳池及推下七节骨可消积导滞;清、补脾经,摩腹,按揉足三里及揉天枢,具有健脾助运之功;按弦走搓摩、运内八卦,可疏肝理气,顺气行滞。

(4) 加减:腹痛者,加拿肚角。

2. 虚秘

(1) 治法:健脾益气,养血滋阴。

(2) 处方

常例手法:开天门 24 次,推坎宫 24 次,揉太阳 24 次,按揉总筋 24 次,分手阴阳 24 次。

推五经:补脾经 400 次,清肝经 200 次,清心经 100 次,补肺经 300 次,补肾经 400 次。

配穴:推三关、按揉足三里、摩腹各 300 次,清大肠、揉膊阳池、揉二人上马各 200 次,捏脊 20 次,揉脐 20 次。

关窍:拿肩井5次。

(3) 方义:补脾经、推三关、捏脊、按揉足三里、摩腹,可补气养血,健脾调中,强壮身体;清大肠、揉膊阳池,配揉二人上马、揉脐,可滋阴润燥,理肠通便。

【注意事项】

1. 推拿治疗单纯性便秘一般疗效颇佳,如遇疗效欠佳时应结合临床,配合内服中药,效果更好。

2. 合理膳食,注意添加粗纤维食物,生活应有规律,养成定时排便的习惯。

3. 对轻型先天性巨结肠引起的便秘,推拿治疗有一定疗效,可作为辅助疗法。

4. 腹内压对于排便至关重要,腹肌肌力为动力之一,平常应加强腹压和腹部肌力训练。

【按语】

1. 便秘是一种症状,并非一种疾病,除先天性巨结肠以外。

2. 人工喂养儿因牛、羊乳的蛋白质、钙质高于人乳,食物成分如含大量蛋白质而缺少碳水化合物,大便就会干燥而发生便秘。所以对于奶粉喂养为主的婴幼儿宜调稀一些。断奶后,主食不宜过于精细,鼓励宝宝多吃富含纤维素的蔬菜及水果,如香蕉、梨子、苹果等,并嘱咐多喝水。

(钟愈田)

第八节　腹　　痛

04章08节

【概述】

腹痛,是指胃脘以下,脐之四旁以及耻骨以上部位发生的疼痛,包括大腹痛、脐腹痛、少腹痛和小腹痛。腹痛为小儿疾病的常见症状,可见于任何年龄与季节。婴幼儿不能言语,表现为无故啼哭,多是因有腹痛。《古今医统·腹痛》说:"小儿腹痛之病,诚为急切。凡初生二三月及一周之内,多有腹痛之患。无故啼哭不已或夜间啼哭之甚,多是腹痛之故。大都不外寒热二因。"后世一般将腹痛分为寒、热、虚、实四大类,较便于掌握。导致腹痛的疾病很多,其病因十分复杂,本节讨论的内容主要针对小儿常见的由感受寒邪、乳食积滞、虫积腹痛、脾胃虚寒引起的非外科急腹症之腹痛。

现代医学主要把腹痛分为三大类:第一类为全身性疾病及腹部以外器官疾病产生的腹痛,常见如败血症、过敏性紫癜、荨麻疹、腹型癫痫、伤寒、扁桃体炎、大叶性肺炎、心肌炎、急性感染性多发性神经炎、糖尿病酮症酸中毒、铅中毒等;第二类为腹部器官的器质性疾病,如胰腺炎、肝炎、胆道疾病、肠梗阻、肠套叠、阑尾炎、腹膜炎、溃疡性穿孔、肠道寄生虫病、急性肾盂肾炎、泌尿系结石、腹腔淋巴炎等;第三类为功能性腹痛,主要为再发性腹痛,约占腹痛患儿总数的50%~70%。本节所讨论的以第三类为主。

【病因病机】

小儿脾胃薄弱,经脉未盛,易为各种病邪所干扰。感受寒邪、乳食积滞、脏气虚冷、气滞血瘀、蛔虫扰动等皆可使气滞于脾胃肠腑,而六腑以通降为顺,脾喜运而恶滞,六腑不通则为腹痛。

1. 感受寒邪　由于护理不当,衣被单薄,腹部为风寒所侵袭,或因过食生冷瓜果,腹部中寒而致腹痛。寒主收引,寒凝气滞,则经络不畅,气机壅阻,不通则痛。

2. 乳食积滞　小儿脾常不足,运化力弱,乳食不知自节,或暴饮暴食,或过食不易消化的食物,或误食变质不洁之物等以致脾胃受损,运化失常,食滞胃肠,中焦受阻,壅塞气机,升降失调,传化失职,而致食积腹痛。

3. 虫积　由于感染蛔虫,扰动肠中,或蛔入胆道,或虫多而扭结成团,阻滞气机,致气滞作痛。

4. 脾胃虚寒　素体脾胃虚弱,脏腑虚冷,或久病脾虚,致使脾阳不振,运化失职,寒湿滞留,中焦气血失于温养而致腹痛。

【诊断】

1. 诊断要点

(1) 有感受寒邪、乳食不节或饮食不洁等病史。

(2) 腹部胃脘以下,脐周及耻骨以上部位疼痛。

(3) 疼痛以阵发性钝痛、隐痛为主,可自行缓解。

(4) 腹软,多喜按,多无包块,无腹膜刺激征,肠鸣音正常或亢进等。

(5) 实验室检查

1) 血常规:功能性腹痛者一般无异常;器质性腹痛者,根据病史可查血常规、血糖等。

2) 大便常规:虫积腹痛者,大便中可找到虫卵。

2. 辨证分型

(1) 寒痛:腹部突发,阵阵发作,常于受凉或饮食生冷后发作,痛处喜暖,得温痛减,遇寒加重,面色苍白,甚则唇色紫暗,肢冷,或兼吐泻,大便清稀,小便清长,舌淡红,苔白滑,脉沉弦紧,指纹色红。

(2) 伤食痛:腹部胀满,疼痛拒按,不思饮食,嗳腐吞酸,或腹痛欲泻,泻后痛减,或时有呕吐,呕物酸馊,矢气频作,粪便秽臭,夜卧不安,时时啼哭,舌淡红,苔厚腻,脉沉滑,指纹紫滞。

(3) 虫痛:腹痛突然发作,以脐周为甚,时作时休,伴嘈杂、吐涎,或嗜食异物,形体消瘦,有时可在腹部摸到蠕动之块状物,按之腹软,可凹陷变形,时隐时现,多有虫便,如蛔虫窜入胆道,则痛如钻顶,时作时止,伴见呕吐,甚至吐出蛔虫。

(4) 虚寒腹痛:起病缓慢,腹痛绵绵,喜温喜按,病程较长,反复发作,面色少华,精神倦怠,手足清冷,乳食减少,或食后腹胀,大便稀溏,唇舌淡白,苔薄,脉沉缓,指纹淡红。

【治疗】

腹痛的治疗原则以理气止痛为主。外感者,佐以温经散寒;食积者,佐以消食导滞;虫积者,佐以安蛔;脾胃虚寒者,佐以温补脾肾。

1. 寒痛

(1) 治法:温中散寒,行气止痛。

(2) 处方

常例手法:开天门 24 次,推坎宫 24 次,揉太阳 24 次,按揉总筋 24 次,分手阴阳 24 次。

推五经:补脾经 300 次,清肝经 200 次,清心经 100 次,补肺经 100 次,补肾经 200 次。

配穴:推三关、揉外劳宫、揉一窝风各 200 次,摩腹 200 次,拿肚角 5 次,揉足三里 100 次。

关窍:拿肩井 5 次。

(3) 方义:补脾经、摩腹、揉足三里,可温中健脾;配推三关、揉外劳宫,能温中散寒;揉一窝风、拿肚角,可理气、散寒、止痛。

(4) 加减:寒实者,加摩中脘;大便清稀者,加补大肠。

2. 伤食痛

（1）治法：消食导滞，行气止痛。

（2）处方

常例手法：开天门 24 次，推坎宫 24 次，揉太阳 24 次，按揉总筋 24 次，分手阴阳 24 次。

推五经：清脾经 300 次，补脾经 150 次，清肝经 200 次，清心经 100 次，补肺经 100 次，补肾经 200 次。

配穴：清大肠各 200 次，清板门、运内八卦各 200 次，揉中脘、分腹阴阳各 100 次，按弦走搓摩 20 次，拿肚角 5 次。

关窍：拿肩井 5 次。

（3）方义：补脾经、清板门，能健脾和胃，消食化滞；清大肠、拿肚角，可清肠胃食积，导滞，止痛；运内八卦能行气消食，宽胸利膈；按弦走搓摩、揉中脘、分腹阴阳，可健脾和胃，消积化食。

（4）加减：呕吐者，加清胃经、横纹推向板门；发热者，加退六腑、清天河水。

3. 虫痛

（1）治法：温中行气，安蛔止痛。

（2）处方

常例手法：开天门 24 次，推坎宫 24 次，揉太阳 24 次，按揉总筋 24 次，分手阴阳 24 次。

推五经：清脾经 300 次，补脾经 150 次，清肝经 200 次，清心经 100 次，补肺经 100 次，补肾经 200 次。

配穴：揉一窝风、揉外劳宫、推三关各 200 次，揉中脘、按揉肝俞、胆俞及背部压痛点各 200 次，摩腹、揉脐各 200 次。

关窍：拿肩井 5 次。

（3）方义：揉一窝风、揉外劳宫、推三关，以温中散寒，安蛔止痛；揉中脘、摩腹、揉脐，能缓急止痛；按揉肝俞、胆俞及背部压痛点可安蛔止痛。

（4）加减：腹痛甚者，加按揉脾俞、胃俞、足三里。

4. 虚寒腹痛

（1）治法：温补脾肾，益气止痛。

（2）处方

常例手法：开天门 24 次，推坎宫 24 次，揉太阳 24 次，按揉总筋 24 次，分手阴阳 24 次。

推五经：补脾经 300 次，清肝经 200 次，清心经 100 次，补肺经 200 次，补肾经 300 次。

配穴：揉外劳宫各 200 次，掐四横纹 5 次，揉中脘、揉脐、揉丹田、按揉足三里各 100 次，捏脊 8 遍。

关窍：拿肩井 5 次。

（3）方义：补脾经、补肾经、揉外劳宫，能温补脾肾，益气止痛；揉中脘、揉脐、揉丹田、按揉足三里，能温中和胃，散寒止痛；掐四横纹、捏脊，可健脾和胃，温中散寒，增进食欲。

（4）加减：腹泻甚者，加补大肠、摩腹。

【注意事项】

1. 推拿治疗小儿腹痛效果明显，但需要明确诊断，排除非适应证。

2. 对于急腹症引起的腹痛，应该及时采取其他治疗方法，以免延误病机。

3. 注意饮食卫生，不要暴饮暴食，勿多食生冷，餐后稍作休息，勿剧烈运动。

4. 注意气温变化,防止感受外邪,做好防寒保暖。

【按语】

推拿对于一般功能性腹痛效果显著。对于部分内科腹痛,除推拿治疗外,还可以配合其他药物治疗,效果更好。对于虫积引起的腹痛,推拿只能暂时止痛,推拿的同时必须配合驱虫药物治疗。

（钟愈田）

第九节　厌　食

【概述】

厌食属于小儿脾胃消化系统中常见病症。临床上主要是以小儿长期食欲不振、见食不贪,食量减少,甚至拒食等特征。多是由小儿喂养不当,饮食不节(洁),或多病、久病等原因造成脾胃受损,引起小儿脾失健运,胃失受纳。本病病变脏腑在于脾胃,发病病机为脾运、胃纳失常。

本病好发于1~6岁以内的小儿,夏季当令时节,脾易为湿困,可加重病情。发病时,患儿一般精神状态正常,除食欲不振以外,无其他特殊不适,预后较好。但长期不愈者,容易出现由于水谷摄纳不足而造成气血生化无源,易导致小儿体重减轻,抗病能力下降,易生它病,最终影响小儿生长发育。严重者,可发展为疳证。

【病因病机】

小儿脏腑娇嫩,脾常不足。若先天不足,或喂养不当,或病后失调,均可导致脾胃受纳运化失常,产生厌食。

1. 喂养不当　小儿脏腑娇嫩,脾常不足,脾主运化能力不足,容易被乳食所伤。若喂养不当,如饮食不节、过食生冷、肥甘厚味,或有恣意零食、偏食、饥饱无常等不良饮食习惯。均会损伤脾胃,影响脾胃的受纳运化功能,导致厌食。

2. 病后失调　小儿脏腑娇嫩,形气未充,若患它病,误用攻伐药物,或过用苦、温、燥等药物,或病后未及时做好调养,均可造成脾运、胃纳失常,导致厌食。

3. 先天不足　小儿早期的发育受先天之本的影响较大,如母亲孕期营养摄入不足,或体弱多病,或早产、多产之儿,导致胎禀怯弱,元气不足,脾胃薄弱,故食欲欠佳,不思乳食。

4. 情志失调　小儿神气怯弱,若暴受惊吓,或打骂、体罚等均可导致情志抑郁,肝气不舒,乘脾犯胃,导致厌食。

5. 虫积伤脾　小儿脾胃虚弱,饮食不洁或有吮手指的习惯,易患肠道虫证。虫积扰乱脾胃气机,影响消化吸收而致厌食。

【诊断】

1. 诊断要点

(1) 病史:有喂养不当病史,如进食不定时、不定量或过食肥甘厚味;或有恣意零食、偏食、饥饱无常等不良饮食习惯;或出现先天不足、病后失养、情志失常等病史。

(2) 临床表现:长期食欲不振,厌恶进食,食量明显少于同龄正常儿童,可伴有面色少华,形体消瘦,但精神尚好,活动如常等。

(3) 实验室检查:血常规检查可发现贫血;多种微量元素含量偏低。

2. 辨证分型

(1) 脾失健运:食欲不振,食量减少,食而乏味,形体正常,精神如常,舌淡红,薄白或薄腻,脉和缓。

(2) 脾胃气虚:不思乳食,食量减少,面色少华,形体偏瘦,肢倦乏力,大便溏薄,夹有不消化的食物残渣,舌质淡,苔薄白,脉缓无力或指纹淡红。

(3) 脾胃阴虚:不思进食,食量减少,口干饮多,形体偏瘦,大便偏干,或心烦躁,少寐,舌红,少津,若少或花剥,脉细数。

【治疗】

治疗厌食以健脾和胃为基本原则。针对不同证型,采用辨证治疗。脾失健运者重在运脾开胃;脾胃气虚者重在健脾益气;脾胃阴虚者重在滋养胃阴。

1. 脾失健运

(1) 治法:运脾开胃。

(2) 处方

常例手法:开天门 24 次,推坎宫 24 次,揉太阳 24 次,按揉总筋 24 次,分手阴阳 24 次。

推五经:补脾经 300 次,清肝经 200 次,清心经 100 次,补肺经 200 次,补肾经 200 次。

配穴:揉板门 100 次,清胃经 200 次,掐揉四横纹 5 次。揉中脘 200 次,摩腹 3 分钟,揉脐、天枢 200 次,按揉足三里 100 次。运内八卦 100 次,揉脾俞、胃俞各 300 次。

关窍:拿肩井 5 次。

(3) 方义:补脾经、揉板门、清胃经,用以健脾开胃;运内八卦配按揉脾俞、胃俞,能和中消食;掐揉四横纹以增强运脾理气作用。

(4) 加减:便秘者,加推下七节骨、揉博阳池;呕吐者,加推天柱骨等。

2. 脾胃气虚

(1) 治法:健脾益气。

(2) 处方

常例手法:开天门 24 次,推坎宫 24 次,揉太阳 24 次,按揉总筋 24 次,分手阴阳 24 次。

推五经:补脾经 300 次,清肝经 200 次,清心经 100 次,补肺经 200 次,补肾经 200 次。

配穴:揉板门 100 次,掐揉四横纹 5 次。揉中脘 200 次,摩腹 3 分钟,揉脐、天枢各 200 次,按揉足三里 100 次。补大肠 100 次,推三关 100 次,揉外劳宫 50 次,补胃经 200 次,揉气海、关元各 100 次。

关窍:拿肩井 5 次。

(3) 方义:补脾经、揉板门、掐揉四横纹、揉中脘、摩腹、揉脐、揉天枢、按揉足三里,用以健脾;推三关、揉外劳宫、揉气海、揉关元,用于补气。

(4) 加减:气虚出汗者,可加揉肾顶。

3. 脾胃阴虚

(1) 治法:滋阴养胃。

(2) 处方

常例手法:开天门 24 次,推坎宫 24 次,揉太阳 24 次,按揉总筋 24 次,分手阴阳 24 次。

推五经:补脾经 300 次,清肝经 200 次,清心经 100 次,补肺经 200 次,补肾经 300 次。

配穴:揉板门 100 次,掐揉四横纹 5 次。揉中脘 200 次,摩腹 3 分钟,揉脐、天枢各 200 次,按揉足三里 100 次。揉外劳宫 200 次,清大肠 300 次,揉二人上马 300 次。

关窍:拿肩井 5 次。

(3) 方义:补脾经、揉板门、掐揉四横纹、揉中脘、摩腹、揉脐、揉天枢、按揉足三里,用以健脾;揉二人上马用以滋阴。

(4) 加减:若口干,可按揉胃俞、三焦俞、肾俞,加强养胃生津作用。

【注意事项】

1. 注意饮食调节　合理喂养,及时纠正不良饮食习惯,减少零食,少吃肥甘厚味之品。
2. 注意精神调护　营造良好的进食氛围,引导孩子不偏食、不嗜食。
3. 注意病后调护　疾病改善后,应逐渐增加适量的食物种类。
4. 注意养成良好的生活习惯,做到进食有规律,保证充足的睡眠。
5. 注意排除其他系统性疾病引起的疾病。

【按语】

小儿脏腑娇嫩,形气未充,容易出现"脾常不足"的现象。如果喂养不当,很容易造成消化系统方面的病症,故家长需注意其喂养方式。小儿推拿治疗厌食,疗效突出。一般每天 1 次,10 次为 1 个疗程。治疗期间,忌食生冷。一般 1 个疗程后,若疗效显著,可继续推 1 个疗程。

(向丽婷)

第十节　积滞(疳积)

【概述】

疳积是积滞和疳证的总称,因证候轻重虚实不同,分为积滞和疳证。病因均为伤于乳食,停聚不化,形成积滞;积久不消,进一步发展形成疳证。两者关系密切,故有"积为疳之母,无积不成疳"之说。

本病多见于 5 岁以下小儿,发病无季节性,呈慢性过程,迁延日久,影响小儿生长发育。古代疳证被列为儿科四大要证之一。

西医的儿童慢性营养不良与疳证的临床表现相似,主要是小儿摄入不足或摄入食物不能充分利用的结果。近些年来随着生活和医学水平的提高,疳证的发病率明显下降,临床症状也有所减轻。

【病因病机】

1. 乳食不节　小儿饥饱失调,过食肥甘、生冷之品,或偏食,致脾胃受损,运化失职,升降不调,而成积滞。积滞日久,脾胃更伤,转化为疳。
2. 喂养不当　因母乳不足,或过早断乳,未能及时添加辅食,使乳食摄入不足,脾胃生化乏源,而致营养失调,日久便形成疳证。
3. 疾病影响　病后失调,反复发热,或久吐、久泻,或肠道虫证等,均可耗伤津液,导致脾胃受损,气血生化不足,诸脏失养而成疳证。
4. 禀赋不足　先天禀赋不足,加之后天喂养、调护不当,致脾胃虚弱,乳食不化,停滞中州,营养失调,气血两亏,日久形成疳积。

【诊断】

1. 诊断要点

(1) 病史:有消化不良史或其他急、慢性疾病史。

(2) 临床表现:积滞以不思乳食,食而不化,嗳腐吞酸,脘腹胀满,大便不调,但病程不长为特征。疳证以长期形体消瘦,体重低于正常值15%~40%,面色不华,毛发稀疏、枯黄,饮食异常,肚腹膨胀,大便干稀不调,或精神不振,烦躁易怒,有明显的脾胃和精神症状为特征。

(3) 实验室检查:血常规合并贫血时,红细胞、血红蛋白均低于正常值。血浆蛋白正常或稍偏低,血清蛋白显著减低者常易发生水肿。大便常规检查多有不消化食物残渣或脂肪球。

2. 辨证分型

(1) 积滞伤脾:形体消瘦,体重不增,肚腹膨胀,纳食不香,精神不振,夜卧不安,大便不调,常有恶臭,或手足心热,舌苔厚腻。

(2) 气血两亏:面色萎黄或㿠白,骨瘦如柴,毛发枯黄、稀疏,精神萎靡,烦躁不安,睡卧不宁,啼哭无力,四肢不温,发育障碍,腹凹如舟,大便溏泄,舌淡,苔薄,指纹色淡。

【治疗】

疳积的治疗原则以调理脾胃为主。积滞伤脾者,佐以消食导滞;气血亏虚者,佐以补益气血。

1. 积滞伤脾

(1) 治法:调理脾胃,消积导滞。

(2) 处方

常例手法:开天门24次,推坎宫24次,揉太阳24次,按揉总筋24次,分手阴阳24次。

推五经:补脾经300次,清肝经200次,清心经100次,补肺经200次,补肾经300次。

配穴:揉板门100次,推四横纹100次,运内八卦30次,揉中脘100次,揉天枢100次,按揉足三里50次,分腹阴阳50次,摩腹3分钟。

关窍:拿肩井5次。

(3) 方义:补脾经、摩腹、按揉足三里,以健脾和胃,消食和中;揉板门、揉中脘、揉天枢、分腹阴阳,以消积导滞;推四横纹、运内八卦,以理气调中,调和气血。

(4) 加减:便溏者,加补大肠、揉龟尾;便秘者,加清大肠、按揉膊阳池、推下七节骨。

2. 气血两亏

(1) 治则:温中健脾,补益气血。

(2) 处方

常例手法:开天门24次,推坎宫24次,揉太阳24次,按揉总筋24次,分手阴阳24次。

推五经:补脾经300次,清肝经200次,清心经100次,补肺经200次,补肾经300次。

配穴:推三关100次,揉外劳宫100次,掐揉四横纹50次,运内八卦30次,揉中脘100次,按揉足三里50次,捏脊3~5遍。

关窍:拿肩井5次。

(3) 方义:补脾经、推三关、揉中脘、捏脊,以温中健脾,补益气血;掐揉四横纹,以主治疳积;运内八卦、揉外劳宫,以温阳助运,理气和中;按揉足三里,以健脾和胃,调和气血。

(4) 加减:烦躁不安者,加掐五指节、清肝经;五心烦热、盗汗者,去推三关、揉外劳宫,加补肾经、揉二人上马、清肝经;便溏者,加补大肠;便秘者,加清大肠、推下七节骨。

【注意事项】

1. 本病为小儿推拿优势病种,疗效确切,但宜早防早治,以免迁延日久,累及其他脏腑而缠绵难愈。

2. 经过手法治疗食欲好转时,应逐渐添加食物,防止损伤脾胃。

3. 寻找病因,综合治疗,同时调整饮食,给予喂养指导。

【按语】

推拿治疗疳积,疗效显著,每1个疗程7~10天,单用捏脊法或配合针刺四横纹治疗,隔日1次或每周2次,效果亦好。病情严重者,配合药物治疗,效果更好。

（朱　易）

第十一节　遗　尿

【概述】

遗尿是指3周岁以上小儿在睡眠中小便自遗,醒后方觉的一种疾病,又称尿床。

本病有原发和继发之分,临床以前者为多见。3岁以下小儿,肾气未盛,脑髓未充,智力未全,排尿控制能力尚未健全;学龄儿童因白天贪玩过度,精神疲劳,夜间熟睡偶发尿床,这些都不属病态。遗尿多自幼得病,也有在儿童期发生,可以为一时性,也有的持续数月后消失,而后又反复者,有的可持续到性成熟时才消失。遗尿若长期不愈,会妨碍儿童的身心健康,影响智力及体格发育。

【病因病机】

尿液的生成、排泄与肺、脾、肾、三焦、膀胱有密切关系。其病因主要为肾气不足,肺脾气虚,肝经郁热。

1. 肾气不足、下元虚冷　为遗尿的主要病因。肾为先天之本,主水,藏真阴元阳,开窍二阴,职司二便,与膀胱互为表里。肾气不足,不能温养膀胱,膀胱气化功能失调,闭藏失职,不能制约水道而成遗尿。

2. 脾肺气虚　肺主一身之气,为水之上源,有通调水道,下输膀胱的功能;脾为后天之本,属中焦,主运化,喜燥恶湿而制水。脾肺功能正常,则水液得以正常输布排泄。素体虚弱,或久病脾肺俱虚,上虚不能制下,无权约束水道而成遗尿。以上肺、脾、肾功能失健者,均属虚证。

3. 肝经郁热　肝主疏泄,调畅气机,通利三焦。若肝经郁热,郁而化火,或夹湿下注,疏泄失常,影响三焦水道正常通利,迫注膀胱,而成遗尿,其尿臭难闻,此属实证。

西医学认为,原发性遗尿是大脑皮质及皮质下中枢功能失调所致,一般无器质性疾病,但有较明显的家族倾向。如突然受惊、过度疲劳、生活环境的骤变、不恰当的教育等均为导致遗尿的常见因素。继发性遗尿可因精神创伤、泌尿系统或全身性疾病引起。

【诊断】

1. 病史　先天不足或者久病体虚。

2. 临床表现　睡眠中不经意尿床,轻则数夜一次,重则每夜一两次或更多,且睡眠较深。

3. 实验室检查

(1) 尿常规及尿培养:原发性遗尿者一般无异常;继发性遗尿者,根据病史,可检查尿常规。

(2) X线检查:对于继发性遗尿者,注意有无脊柱裂,尿道造影有无畸形或其他异常。

4. 辨证分型

(1) 肾气不足:睡中经常遗尿,多则一夜数次,醒后方觉,面色无华,精神萎靡,记忆力减退,腰酸腿软,小便清长,舌淡,苔少,脉细。

（2）脾肺气虚：睡中遗尿，尿频量少，神疲乏力，面色萎黄，自汗，消瘦，食少，便溏，舌淡，苔白，脉细弱。

（3）肝经郁热：睡眠中遗尿，尿量不多，气味腥臊，小便色黄，平素性情急躁，面红唇赤，舌红，苔黄，脉数。

【治疗】

遗尿的治疗原则以固涩下元为主。针对不同分型，分别采用温肾固涩、益气固涩、清肝泻热等治法。

1. 肾气不足

（1）治法：温肾固涩。

（2）处方

常例手法：开天门24次，推坎宫24次，揉太阳24次，按揉总筋24次，分手阴阳24次。

推五经：补脾经300次，清肝经200次，清心经100次，补肺经300次，补肾经300次。

配穴：推三关100次，揉外劳宫150次，揉丹田100次，按揉三阴交50次，按揉肾俞100次，擦热腰骶部，按揉百会50次。

关窍：拿肩井5次。

（3）方义：补肾经、按揉肾俞、揉丹田、擦腰骶部以温补肾气，壮命门之火，固涩下元；按揉百会、推三关、揉外劳宫温阳升提；按揉三阴交以通调水道。

（4）加减：如小便清长者，加清小肠；腹痛明显者，加拿肚角。

2. 脾肺气虚

（1）治法：益气固涩。

（2）处方

常例手法：开天门24次，推坎宫24次，揉太阳24次，按揉总筋24次，分手阴阳24次。

推五经：补脾经300次，清肝经200次，清心经100次，补肺经300次，补肾经200次。

配穴：推三关100次，揉外劳宫50次，按揉百会50次，揉丹田30次，按揉肾俞50次，擦腰骶部20次，按揉三阴交30次，同时可以配合灸关元、灸百会。

关窍：拿肩井5次。

（3）方义：推三关、揉丹田、补肾经、按揉肾俞、擦腰骶部，以温补肾气；补脾经、补肺经，能补脾肺气虚；揉外劳宫、按揉百会，能温阳升提；按揉三阴交以通调水道。

（4）加减：食少、便溏者，加揉板门、捏脊、揉足三里、补大肠。

3. 肝经郁热

（1）治法：平肝清热。

（2）处方

常例手法：开天门24次，推坎宫24次，揉太阳24次，按揉总筋24次，分手阴阳24次。

推五经：清脾经200次，补脾经100次，清肝经300次，清心经200次，补肺经100次，补肾经200次。

配穴：清小肠200次，捣小天心50次，揉上马500次，揉三阴交50次，揉涌泉100次；

关窍：拿肩井5次。

（3）方义：清肝经、清心经、清小肠，能清心火以平肝；补肾经、揉上马，能养阴清热；捣小天心能清热、镇惊、安神。

（4）加减：小便色黄、尿频者，加清补肾经。

【注意事项】

1. 注意对继发性遗尿相关疾病的诊断和综合治疗。

2. 睡觉前让孩子排尿,并避免饮水太多;夜间入睡后,家长要定时叫醒小儿起床排尿,建立合理的生活制度,养成按时排尿习惯。

3. 膀胱功能训练　让孩子白天逐渐延长两次排尿的间隔。当其欲小便时,让其适当忍耐,撑大膀胱,延长时间,但应避免发生意外。

【按语】

本病的诊断需排除器质性疾病,如隐性脊柱裂、尿道畸形等。男孩要检查有无包皮过长、尿道口炎;女孩检查外阴有无分泌物。建立良好的医患关系,鼓励患儿树立信心,消除焦虑情绪,战胜疾病。同时请家长配合,不要打骂和歧视小儿。

（朱　易）

第十二节　夜　啼

【概述】

夜啼是指婴儿入夜啼哭不安,时哭时止,或每夜定时啼哭,甚则通宵达旦,但白天如常的一种病证,俗称"夜哭郎"。

患此症后,持续时间少则数日,多则数月。本病多见于半岁以内婴儿,以新生儿更为多见。

对于因急腹症或饥饿、口渴、冷、热、湿、痒等原因引起的夜间啼哭,或有见灯不哭,无灯则哭者,不属于"夜啼"。

【病因病机】

1. 脾寒　由于孕母素体虚寒、恣食生冷,致小儿胎禀不足,脾寒内生。或因护理不当,腹部中寒,或用冷乳哺食,寒伤中阳,凝滞气机,不通则痛,因痛而啼。由于夜间属阴,脾为至阴之脏,阴盛则脾寒愈甚,寒滞气机,故入夜腹中作痛而啼。

2. 心热　若孕母脾气急躁,或平素恣食辛辣炙煿之物,或过服温热药物,蕴蓄之热遗于胎儿;出生后护养过温,受火热之气熏灼,均令体内积热,心火上炎,心神不安而啼哭不止;由于心火过亢,阴不能制阳,故夜间不寐而啼哭不宁;彻夜啼哭之后,阳气耗损而日间精神不振,故白天入寐,夜间心火复亢,故入夜又啼。

3. 伤食　由于喂养不当,乳食积滞,导致脾胃功能失调,积滞郁结于肠胃不化,胃不和则卧不安,故夜间多啼哭。

4. 惊吓　心藏神而主惊,小儿神气怯弱,智慧未充,若见异常之物,或闻特异声响,常致惊恐。惊则伤神,恐则伤志,致使心神不宁,神志不安,寐中惊惕,因惊而啼。

【诊断要点】

1. 病史　排除引起小儿不适的各种因素,如冷暖、饥饱、大小便。排除各种疾病,如疼痛、肠套叠、发烧等所致啼哭。

2. 临床表现　入夜啼哭,不得安睡,甚则通宵不眠,连夜不止,少则数日,多则月余,白天正常。一般体格检查无异常。

3. 实验室检查及其他各项检查　多无异常。

4. 辨证分型

(1) 脾寒:睡喜俯卧,啼哭声音低弱,面色清白相兼,在鼻唇周围色青尤甚,四肢不温,得热则舒,不思乳食,大便溏薄,小便较清;舌淡红,苔薄白,脉象沉细,指纹淡红。

(2) 心热:睡喜仰卧,哭声较响,见灯火则啼哭更甚,面赤唇红,烦躁不安,手腹较热,便秘,小便短黄;舌尖红,苔黄,脉数有力,指纹红紫。

(3) 伤食:夜间阵发啼哭,睡卧不宁,脘腹胀满、拒按,呕吐乳块,大便酸臭,舌苔厚,指纹色紫。

(4) 惊吓:睡中时作惊惕不安,梦中啼哭,呈惊恐状,稍有声响则惊啼不已,唇与面色乍青乍白,喜抚抱而卧;脉、舌多无异常变化,指纹色青。

【治疗】

1. 脾寒

(1) 治法:温中散寒,安神宁志。

(2) 处方

常例手法:开天门 24 次,推坎宫 24 次,揉太阳 24 次,按揉总筋 24 次,分手阴阳 24 次。

推五经:补脾经 300 次,清肝经 100 次,清心经 200 次,补肺经 200 次,补肾经 300 次。

配穴:揉外劳宫、揉一窝风各 200 次,掐揉小天心、揉百会各 100 次,推三关、摩腹、揉中脘各 300 次,揉足三里 100 次,捏脊 5~8 遍。

关窍:拿肩井 5 次。

(3) 方义:推五经重补脾经,配揉外劳宫、揉一窝风、揉中脘、推三关、摩腹,能温中散寒,健脾助运;补肺、肾两经能益气温脾;按揉足三里、捏脊,能健脾助运;清肝经、清心经、掐揉小天心、揉百会,能安神宁志。

2. 心热

(1) 治法:清心导赤,安神宁志。

(2) 处方

常例手法:开天门 24 次,推坎宫 24 次,揉太阳 24 次,按揉总筋 24 次,分手阴阳 24 次。

推五经:清脾经 300 次,清后加补脾经 150 次,清肝经 200 次,清心经 300 次,清肺经 100 次,补肾经 100 次。

配穴:清天河水、掐揉小天心、掐五指节各 200 次,揉内劳宫 100 次。

关窍:拿肩井 5 次。

(3) 方义:推五经重清心、脾两经,以泻心脾之热,与清肝经、掐揉小天心合用,以安神宁志;实则泻其子,故清脾经以助清心经;补肾经,能补阴液以降阳旺之火;清天河水、掐揉小天心、掐五指节,能清热、镇静。

3. 伤食

(1) 治则:消食导滞,镇静安神。

(2) 处方

常例手法:开天门 24 次,推坎宫 24 次,揉太阳 24 次,按揉总筋 24 次,分手阴阳 24 次。

推五经:清脾经 300 次,清后加补脾经 150 次,清肝经 200 次,清心经 300 次,补肺经 100 次,补肾经 100 次。

配穴:清大肠 200 次,揉板门 100 次,揉中脘、揉脐、摩腹各 100 次,按揉小天心 100 次,推下七节骨 100 次,捏脊 8 遍。

关窍:拿肩井 5 次。

(3) 方义:重点推脾经,清补并用,健脾利湿以消积滞;清肝、心两经,能疏肝宁心;补肺经、肾经,能益气补阴以助脾运;按揉小天心以镇静安神;清大肠、推下七节骨、捏脊,能导积滞、泻里热;揉板门、摩腹、揉中脘(消导法)、揉脐,以疏调肠胃,消积导滞。

4. 惊吓

(1) 治则:疏肝宁心,镇静安神。

(2) 处方

常例手法:开天门 24 次,推坎宫 24 次,揉太阳 24 次,按揉总筋 24 次,分手阴阳 24 次。

推五经:补脾经 300 次,清肝经 200 次,清心经 300 次,补肺经 100 次,补肾经 300 次。

配穴:捣小天心、掐揉五指节各 200 次,运内八卦 100 次。

关窍:拿肩井 5 次。

(3) 方义:推五经重清心、肝两经,能疏肝宁心;配捣小天心、掐揉五指节,能镇静、安神宁志;补脾、肾、肺三经,配运内八卦,能健脾、益气、补阴,防心火、肝风妄动耗阴伤气,以治未病。

【注意事项】

1. 保持室内安静,调节室温,避免患儿受惊。

2. 乳母注意保养,饮食少吃辛辣、厚味、不易消化之食物。

3. 脾寒夜啼者要保暖。

4. 心热夜啼者勿过暖。

5. 惊恐夜啼者要做到居室安静,可用轻声悠扬的音乐伴睡。

6. 伤乳、伤食者,喂奶必须定时定量。

【按语】

本病诊断应排除因肠套叠、腹泻和感染性疾病引起的啼哭。认真寻找与分析诱发夜啼的外界原因,去除之,如饥饿、过饱、闷热、寒冷、虫咬、尿布浸渍、衣被刺激等。如果为疾病所致,要及时治疗疾病,以免贻误病情。

(朱　易)

第十三节　惊　风

【概述】

惊风又称抽风、惊厥,以抽搐伴神昏、两目上视为主要临床特征。多见于 6 岁以下小儿,年龄越小,发病率越高,病情变化越迅速,是古代中医儿科"四大要证"之一。临床上分为急惊风和慢惊风两种,急惊风来势凶急,处理不当可使脑组织和局部机体缺血、缺氧,遗留后遗症,严重的可引起窒息,发生呼吸和循环衰竭,因此治疗要及时、果断,必要时要积极抢救。

西医学认为,惊风是中枢神经系统功能紊乱或器质性异常的一种表现,发病原因很多,本节所述为因高热或中枢神经系统感染而引起的惊风。

【病因病机】

急惊风:主要因感受风邪或温热疫毒,出现痰、热、惊、风四证,病位在心、肝两经,属实证、热证;慢惊风:多由急惊风或大病后等因素所致,病情复杂,多属虚证、寒证。

1. 急惊风　小儿体属纯阳,感受风邪,化热极速,风热犯心,侵扰心、肝两经,易发一过性高热惊厥,热退后抽搐自止;感受温热疫毒,邪毒内闭,从热化火,炼津成痰,痰蒙心窍,引动肝风,故见神昏、抽搐;小儿神情怯弱,暴受惊恐或乳食积滞,积滞、痰热内壅,蒙蔽清窍,气机逆乱,发为惊风。

2. 慢惊风 急惊延治,或久痢、久泻、久吐,大病后正气亏损,气血、津液耗伤,筋脉失于滋养而致风内动。

【诊断】

1. 病史 有无接触时行疫疠邪气、暴受惊恐或乳食积滞的病史;有无久吐、久泻、急惊风迁延未愈、佝偻病、初生不啼等病史。

2. 临床表现 多见于6岁以下小儿,发病突然,变化迅速,以肢体痉挛抽搐、两目上视、意识不清为特征。

3. 实验室检查

(1) 除血、尿、大便常规外,应有选择性地做血电解质测定,肝、肾功能,血糖等化验,必要时做脑脊液检查。

(2) 惊厥控制后,要有选择性地进行头颅X线、脑电图、CT、磁共振成像(magnetic resonance imaging,MRI)等检查。

【辨证分型】

1. 急惊风

(1) 高热惊风:急性热病或不明原因的高热致使高热内闭,扰乱神明,引动肝风而发为惊风。患儿体温在39℃以上,初起神情紧张,烦躁不安,项背不适,继则壮热无汗,口渴欲饮,眼红颊赤,神昏谵语,颈项强直,四肢抽搐,牙关紧闭,两目上视,舌质红绛,苔黄,脉数,指纹青紫。

(2) 突受惊恐:暴受惊恐后,神情紧张,突然抽搐,惊惕不安,惊叫,面色乍青乍白,睡眠不安,或昏睡不醒,醒时啼哭,四肢厥冷,大便色青,舌苔薄白,脉细数,指纹青紫。

(3) 乳食积滞:好发于饱食或过食之后,先见脘腹胀满,呕吐,腹痛,便秘,继而目睛视呆,神昏抽搐,呼吸短促,苔黄腻,脉滑数。兼有痰湿者,喉中痰声漉漉,咳吐不利,呼吸急促,苔白腻。

2. 慢惊风 起病缓慢,病程长。面色苍白,瞌睡无神,两手握拳,抽搐无力,时作时止,有的在沉睡中突发痉挛,形寒肢冷,纳呆,便溏,舌淡,苔白,脉沉无力。

【治疗】

1. 急惊风

(1) 治则:急则治其标,先以开窍镇惊,然后分别予以清热、导痰、消食以治其本。

(2) 处方

开窍:掐人中3~5次,拿合谷3~5次,掐端正3~5次,掐老龙3~5次,掐十宣3~5次,掐威灵3~5次,拿肩井3~5次,拿仆参3~5次(以上穴位可选择应用)。

止抽搐:拿合谷5~10次,拿曲池5~10次,拿肩井5~10次,拿百虫5~10次,拿承山5~10次,拿委中5~10次。

(3) 方义:掐人中、掐老龙、掐十宣等,能醒神开窍;拿合谷、拿委中、拿承山等,可止抽搐。

(4) 辨证加减

1) 肝风内动:角弓反张者,拿风池、拿肩井、推天柱骨、推脊、按阳陵泉、拿承山。

2) 痰湿内阻:清肺经、推揉膻中、揉天突、揉中脘、搓摩胁肋、揉肺俞、揉丰隆。

3) 乳食积滞:补脾经、清大肠、揉板门、揉中脘、揉天枢、摩腹、按揉足三里、推下七节骨。

4) 邪热炽盛:清肝经、清肺经、退六腑、清天河水、推脊。

2. 慢惊风

(1) 治则:培补元气、息风止搐;急性发作时可按急惊风处理。

(2) 处方

常例手法:开天门24次,推坎宫24次,揉太阳24次,按揉总筋24次,分手阴阳24次。

推五经:补脾经300次,清肝经300次,清心经300次,补肺经300次,补肾经200次;

配穴:按揉百会100次,推三关50次,退六腑200次,拿曲池50次,揉中脘50次,摩腹2分钟,按揉足三里100次,捏脊3~5遍,拿委中20次。

关窍:拿肩井5次。

(3) 方义:补脾经、补肾经、推三关、退六腑、揉中脘、摩腹、按揉足三里、捏脊,能健脾和胃,培补元气;清肝经、按揉百会、拿曲池、拿委中,能平肝息风,止抽搐。

【注意事项】

1. 推拿治疗本病,着重醒神、开窍、解痉,同时要抓住危及生命的主要矛盾,积极查找病因,中西医结合对症治疗。

2. 在发作时,应使患儿侧卧,并用纱布包裹的压舌板放在上下牙齿之间,以免咬伤舌头。

3. 保持环境安静,避免患儿受不良刺激。

4. 对于发热患儿,尤其既往有惊厥病史者,要注意降温,以防体温过高,再次引发惊厥。

5. 积极治疗原发疾病。很多疾病均能引起小儿惊厥,推拿手法对解除惊厥发作具有很好的效果。惊厥控制后,宜积极治疗原发疾病。

【按语】

急惊风病情常常比较凶险,变化迅速,如处理不当可使脑组织和局部机体缺氧,遗留后遗症,严重的可引起窒息,发生呼吸和循环衰竭,威胁小儿生命。推拿治疗急惊风能起到良好效果,一般两三日即可见效,治疗时要密切观察病情,及时进行抢救或综合治疗。慢惊风虽病情较缓,但病因与症状较为复杂,症状时轻时重,时断时续,起效一般不如急惊风显著,尤其长期昏迷抽搐者,预后每多不良,容易留下失语、失聪、痴呆、瘫痪后遗症,应采取综合治疗措施。

(朱　易)

第十四节　脑　瘫

【概述】

小儿脑瘫又称脑性瘫痪,是指小儿从出生前到出生后1个月左右,因受各种因素影响造成非进行性脑损伤和发育缺陷所导致的综合征,临床表现主要以运动障碍及姿势异常为主。同时可伴有不同程度的智力低下、惊厥、心理行为异常、感知觉障碍及其他异常症状。

本病是小儿时期常见的中枢神经障碍综合征。属于中医"五迟""五软""痿症"等范畴。

【病因病机】

小儿脑瘫的发病原因,西医学认为主要由早产、新生儿窒息、新生儿脑血管障碍、缺氧等原因造成。中医认为,本病多由小儿肝肾不足,气血亏虚,造成筋骨不强;或产时损伤,气血瘀滞,经络不通,肢体筋脉失养而致瘫痪。本病病位主要在脾肾,可累及心肝。病机包括正虚和邪实两方面。正虚多与肝肾不足,气血亏虚,造成筋骨不强。邪实多与"风""痰""瘀""火"等因素有关。

1. 肝肾不足 肝主筋,肾主骨。若出现肝肾精血不足,筋骨失濡养,则筋骨不坚、弛软,而出现"五迟"或"五软"现象。

2. 脾胃虚弱 气血生化乏源,心血不足,血不养心荣发,而见发迟、语言迟并口软、肌肉软。

3. 痰瘀阻滞 若女子胎产不顺,或热病惊厥、昏迷,伤至脑络,出现痰瘀阻滞,损伤脑髓,促使关节不灵,则容易出现"五迟"或"五软"现象。

【诊断】

1. 诊断要点

(1) 病史:有难产、产伤、窒息、早产或药物损伤,或病理性黄疸,以及小儿后天养护不当史。

(2) 临床表现:主要表现为运动发育迟缓和肢体主动运动减少,肌张力异常,姿势异常,反射异常。部分患儿可能伴有智力低下,听力和语言发育障碍或其他伴随症状。

(3) 实验室检查:临床可根据需要,进行脑电图、脑血流图、脑部 CT 等有关检查。

2. 辨证分型

(1) 肝肾不足:小儿发育迟缓,出现"五迟"现象,如坐立、行走、生齿等明显迟于正常同龄小儿,筋脉拘急,屈伸不利,性情急躁易怒,舌质红,脉弦。

(2) 脾胃虚弱:肢体软弱,肌肉松弛,神情呆滞,智力迟钝,面色苍白,神疲乏力,食少不化,唇淡,舌淡,苔薄白,脉沉迟无力。

【治疗】

本病治疗是以健脑益智为主,根据不同证型进行加减。临床上多以肝肾亏虚型常见。

1. 肝肾不足

(1) 治法:补肾益肝,养血滋阴,疏通经络,强筋壮骨。

(2) 处方

常例手法:开天门 24 次,推坎宫 24 次,揉太阳 24 次,按揉总筋 24 次,分手阴阳 24 次。

推五经:补脾经 300 次,清肝经 100 次,清心经 100 次,补肺经 100 次,补肾经 300 次。

配穴:揉耳后高骨 30 次,按揉百会 50 次,按揉四神聪 50 次,揉二人上马 300 次,顺运内八卦 50 次,揉三阴交 50 次,拿揉四肢 5 次。

关窍:拿肩井 5 次。

(3) 方义:补肾经、清肝经,能补益肝肾,养血滋阴;揉百会、按揉四神聪,以安神益智;揉二人上马、三阴交,能益气养阴;拿揉四肢能疏通局部气血,改善肢体功能。

2. 脾胃虚弱

(1) 治则:健运脾胃,益气养血,疏通经络,强筋壮骨。

(2) 处方

常例手法:开天门 24 次,推坎宫 24 次,揉太阳 24 次,按揉总筋 24 次,分手阴阳 24 次。

推五经:补脾经 300 次,清肝经 100 次,清心经 100 次,补肺经 100 次,补肾经 300 次;

配穴:按揉百会 50 次,按揉四神聪 50 次,顺运内八卦 50 次,推三关 100 次,摩腹 30 次,按揉足三里 50 次,拿揉四肢 5 次,捏脊 10 次。

关窍:拿肩井 5 次。

(3) 方义:补脾经、补肾经、推三关、摩腹、揉足三里,以健脾和胃,补气血;揉百会、按揉四神聪,以安神益智;捏脊能疏通经脉,调理气血,培补元气;拿揉四肢能疏通局部气血,改善肢体功能。

【注意事项】

1. 定期进行产前检查。患有严重疾病的或接触了致畸物质,妊娠后可能危及孕妇生命安全或严重影响孕妇健康和胎儿正常发育的女性,应在医生指导下,避免怀孕。若在检查中发现胎儿患有严重的遗传性疾病或先天性缺陷,或孕妇患有严重疾病,继续妊娠会严重危害孕妇健康甚至生命安全的,均应妥善处理。孕妇要注意避免不必要的 X 线照射。此外,孕妇应避免接触有毒物质,不能过度饮酒,否则也会使胎儿的脑部受到损害。

2. 增加营养,不要偏食、挑食,荤素要合理搭配,粗、细粮轮食,要多食富含蛋白质、脂肪、葡萄糖、核酸、维生素、微量元素的食品。

3. 做好孕期保健,已婚妇女在受孕后的 280 天中,是胎儿在母体内吸收营养,逐渐发育成长的过程,遗传、感染、营养不良以及其他理化因素,均可导致胎儿发育不良或致先天性缺陷,因而整个孕期的保健对于母婴的健康都是十分必要的。

4. 胎儿出生时,即分娩过程中应预防早产、难产。医护人员应认真、细致地处理好分娩的各个环节,做好难产胎儿的各项处理。

5. 胎儿出生后 1 个月内要加强护理、合理喂养,预防颅内感染、脑外伤等。

【按语】

小儿脑瘫的治疗,在临床上主要是通过药物干预、康复治疗和手法治疗。小儿推拿作为常见的中医外治法之一,治疗本病疗效较好。但治疗时间较长,需要患儿与家长的配合。因此要做到早发现、早治疗。

在治疗本病时还应辅以良好的心理治疗及锻炼方法,并排除社会、家庭、学校的不良影响,给予小儿良好的生活空间。

(向丽婷)

第十五节　抽　动　症

【概述】

小儿抽动症,临床上主要以不自主的、反复的、快速的一个或多个部位肌肉运动、抽动或有不自主的发声抽动为特征。西医称之为抽动障碍。

本病是起病于儿童时期的一种慢性神经精神障碍性疾病。本病起病多在 2~15 岁之间,一般城市发病率高于农村,男孩发病率明显高于女孩,约为(3~9):1。一般病程持续时间较长,抽动在精神紧张时加重,入睡后消失,病症可自行缓解或加重,但智力不受影响。

本病在古代中医书籍中未见专门记载,根据其临床表现可属于"瘛疭""筋惕肉""肝风"等病证范畴。

【病因病机】

抽动症的病因是多方面的,其发病主要与先天禀赋不足、后天调养不当,或感受外邪、疾病影响、情志失调等因素有关。

1. 肝阳风动　小儿"肝常有余""诸风掉眩,皆属于肝"。肝在五行中属木,肝主疏泄,性喜条达,其声为呼,其变动为握。任何一种因素导致肝的功能失调,均可触动肝风而形成本病。若因情志失调,肝失疏泄,气机不畅,郁久化火,或引动肝风,上扰清窍,则容易出现面部抽动。

2. 脾虚肝旺　小儿的生理特点为"肝常有余,脾常不足"。若先天禀赋不足或病后失养,或饮食不节,损伤脾胃,脾气虚弱,土虚木旺,肝亢乘脾所致的虚风内动,而见抽动无力,时发时止,时轻时重之症。

3. 痰热扰动　"百病多由痰作祟",当小儿情志不畅,肝郁化火,火灼津液为痰,或肝旺克脾,脾失健运,水湿潴留,聚液成痰,痰气互结,壅塞胸中,蒙蔽心神,则胸闷易怒,脾气乖戾,喉发怪声。若痰与风邪互结,易阻滞脏腑、四肢、经络,而风为阳邪,易袭阳位,风痰夹杂,容易到达头面诸窍,可出现挤眉弄眼之症。

4. 阴虚风动　小儿先天不足,真阴亏虚,或热病伤阴,或肝病及肾,肾阴虚损,水不涵木,虚风内动,则出现挤眉弄眼、摇头扭腰、抽动无力等症。

"诸风掉眩,皆属于肝",故本病病位主要在肝,也常影响到心、脾、肾等其他脏腑。西医学认为,该病的发生主要与早产、难产、剖宫产、产伤、窒息、头部外伤、多种感染、环境因素等有关。

【诊断】

1. 诊断要点

(1) 病史:有难产、窒息、脑外伤、产伤等病史,具有疾病病后及情志失调的诱因或家族遗传。

(2) 临床表现:以眼、面、颈、肩、腹部及上下肢肌肉不自主地快速收缩为主要症状。症状呈慢性过程,病程呈明显波动性,抽动以固定方式可重复出现,无节律性,并伴不自主发声。

(3) 实验室检查:一般无异常,脑电图正常或非特异性异常,但智力测试基本正常。

2. 辨证分型

(1) 肝阳风动:摇头耸肩,挤眉眨眼,噘嘴踢腿,抽动频繁、有力,不时喊叫,声音高亢,急躁易怒,自控力差,伴头晕、头痛,面红目赤,或腹动胁痛,便干,尿黄,舌红,苔黄,脉弦数。

(2) 脾虚肝旺:抽动无力,时发时止,时轻时重,眨眼皱眉,噘嘴搐鼻,腹部抽动,喉出声,精神倦怠,面色萎黄,食欲不振,形瘦,性急,夜卧不安,大便不调,舌质淡,苔白或薄腻,脉细或细弦。

(3) 痰热内扰:头面、四肢、躯体肌肉抽动,动作多快、有力,呼叫不安,时说秽语,烦躁,口渴,睡中易惊或睡眠不安,大便秘结,小便短黄,舌质红,苔黄或厚腻,脉弦滑或滑数。

(4) 阴虚风动:挤眉弄眼,摇头扭腰,肢体抖动,咽干清嗓,形体偏瘦,性情急躁,两颊潮红,五心烦热,睡眠不安,大便偏干,舌质红,少津,苔少或花剥,脉细数或弦细无力。

【治疗】

治疗小儿抽动症以平肝息风为基本原则。针对不同证型,采用辨证治疗。肝阳风动者,宜以平肝潜阳;脾虚肝旺者,宜抑木扶土;痰热内扰者,宜清热化痰;阴虚风动者,宜滋阴涵木。

1. 肝阳风动

(1) 治法:镇惊息风。

（2）处方

常例手法：开天门24次，推坎宫24次，揉太阳24次，按揉总筋24次，分手阴阳24次。

推五经：清脾经100次，清肝经300次，清心经100次，清肺经100次，补肾经300次。

配穴：摩囟门5分钟，掐揉五指节50次。揉肝俞、心俞各2分钟。

关窍：拿肩井5次。

（3）方义：重清肝经能开郁除烦、平肝息风；摩囟门与掐揉五指节均能镇惊安神。

（4）加减：睡眠不安稳者，用以捣小天心；便秘者，加推下七节骨；面部抽动严重者，宜加揉地仓、颊车等。

2. 脾虚肝旺者

（1）治法：抑木扶土。

（2）处方

常例手法：开天门24次，推坎宫24次，揉太阳24次，按揉总筋24次，分手阴阳24次。

推五经：补脾经300次，清肝经300次，清心经100次，清肺经100次，补肾经300次。

配穴：摩囟门5分钟，掐揉五指节50次；揉肝俞、心俞各2分钟；运内八卦300次，揉膻中100次，揉中脘2分钟。

关窍：拿肩井5次。

（3）方义：补脾经、清肝经，用以调和肝脾；运内八卦、揉膻中，用以宽胸顺气；揉中脘用以补脾。

（4）加减：食欲不振者，加揉脾俞、胃俞；气虚者，加揉关元、气海。

3. 痰热内扰

（1）治法：清热化痰。

（2）处方

常例手法：开天门24次，推坎宫24次，揉太阳24次，按揉总筋24次，分手阴阳24次。

推五经：补脾经300次，清肝经300次，清心经100次，清肺经100次，补肾经300次。

配穴：摩囟门5分钟，掐揉五指节50次；清天河水300次，揉丰隆200次，揉精宁、威灵各5分钟。

关窍：拿肩井5次。

（3）方义：清肝经能开郁除烦，平肝息风；摩囟门与掐揉五指节均能镇惊安神；清天河水配揉丰隆，用以祛痰热；揉精宁、威灵，用以化痰散结，通络开窍。

（4）加减：痰多者可加揉中脘；胸闷者加揉膻中。

4. 阴虚风动

（1）治法：滋阴涵木。

（2）处方

常例手法：开天门24次，推坎宫24次，揉太阳24次，按揉总筋24次，分手阴阳24次。

推五经：补脾经300次，清肝经300次，清心经100次，清肺经100次，补肾经300次。

配穴：摩囟门5分钟，掐揉五指节50次；揉二人上马200次。

关窍：拿肩井5次。

（3）方义：清肝经能开郁除烦，平肝息风；摩囟门与掐揉五指节均能镇惊安神；揉二人上马、补肾经，用以滋阴。

（4）加减：手心发热者，加揉内劳宫；盗汗者，加揉肾顶；发热者，加揉涌泉。

【注意事项】

1. 注意围生期保健,孕妇应生活规律,营养均衡,避免七情所伤,避免出现胎儿异常、早产或者难产等。

2. 培养儿童良好的生活和学习习惯,避免精神过度紧张,压力过大。

3. 切勿长时间看电视或玩电子游戏,防止产生不良习惯。

4. 增强体质,防止感受外邪而诱发或加重病情,多去户外参加体育锻炼。

【按语】

本病起病时,患儿经常表现出"挤眉弄眼,摇头耸肩"等动作,轻者类似于调皮孩子面部鬼脸,容易被家长或老师忽视,如果家长处理不当,容易使孩子因紧张而加重病情,延误诊治,因此对家庭、学校进行宣传有很重要的意义。

推拿治疗本病,对于病程短(半年以内)者,疗效较好;病程超过半年甚至更长者,可结合针灸、中药等方法治疗,以提高疗效。

(向丽婷)

第十六节 近 视

【概述】

近视是指以看近物清楚,看远物模糊不清为主要特征的一种眼部疾病。它主要是由眼球前后径过长、眼睫状肌痉挛、屈光不正等原因,使光线进入眼球后,聚焦于视网膜之前形成的以视近物清晰、视远物模糊为主要表现的眼科疾病。在临床上,近视可分为真性近视和假性近视两种类型。本病好发于青少年,因其不良用眼习惯,如长时间阅读、书写、玩手机、近距离工作时光线不足或强光长时间刺激,或坐姿不良、用眼持续时间过长而引起。目前,临床发现小儿推拿对假性近视治疗效果显著。

【病因病机】

中医学认为,本病病因多为先天禀赋不足,精血亏少,或后天脾气亏虚、化源不足、脏腑失养,或用眼不当、久视伤血等。其病机主要为肝肾亏虚、气血亏虚、心阳不足,目失所养,造成近视。

1. 肝肾亏虚 五脏中,肝藏血,开窍于目,肾藏精,精生髓,精髓是化生血液的基本物质。肝肾亏虚,容易造成体内精亏血少,精血不足,目失其所养,易引起视力下降,视物模糊。

2. 脾胃气虚 脾胃为后天之本,气血生化之源,脾升清阳,能将精微物质上升至头目诸窍,发挥濡养作用。脾胃虚弱,气血不足,不能濡养其目,造成视物模糊。

3. 心阳不足 心为阳脏而主通明。心在五行属火,为阳中之阳脏,故称为阳脏,又称"火脏"。唐宗海《血证论》也说:"心为火脏,烛照万物"。心阳充足,则视物清晰;若心阳不足,失去温煦作用,则造成血液运行迟缓,瘀滞不畅,引起精神恍惚,视物模糊不清。

【诊断】

1. 诊断要点

(1) 病史:有不良用眼习惯,如长时间阅读、书写、玩手机、近距离工作时光线不足或强光长时间刺激,或坐姿不良、用眼持续时间过长等,或者眼部本身病变。

(2) 临床表现:①视近物清楚,视远物模糊:可伴有眼周部位胀痛、疲乏等症状;②视力减退:近视眼主要是远视力逐渐下降,视远物模糊不清,近视力正常,但高度近视常因屈光间质混浊和视网膜、脉络膜变性引起,其远、近视力都不好,有时还伴有浮动;③通过目测视力检测:国际标准视力 <0.8,对数视力 <4.9。

(3) 实验室检查:检眼镜、验光等检查屈光度:<-3D 为轻度近视;-3D~-6D 为中度近视;≥-6D 为高度近视。

2. 辨证分型

(1) 肝肾亏虚:视物模糊或视力减退,目视昏暗,伴腰酸乏力、头晕耳鸣,舌红,脉沉细。

(2) 脾胃气虚:视力下降或模糊不清,眼睛疲劳,伴神疲乏力,食欲不振,大便易出现溏薄,舌质淡,脉弱无力。

(3) 心阳不足:视力减退,视近清楚,视远模糊,伴形寒肢冷,面色无华,易心悸,全身乏力,舌红,少苔,脉弱。

【治疗】

推拿手法治疗假性近视效果较好,其治疗法则主要是解痉明目,疏通气血。除了采用眼周基础穴位外,需根据辨证不同,选择相应穴位,进行对症治疗。

1. 肝肾亏虚

(1) 治法:补益肝肾。

(2) 处方:开天门 50 次,推坎宫 50 次,揉太阳 50 次。挤按睛明穴 3 分钟,直至酸胀。揉攒竹、鱼腰、丝竹空、承泣、四白穴各 2 分钟。采用一指禅推法,沿小儿眼眶做“∞”形的紧推慢移推法,8~10 遍。补肾经 300 次,清肝经 200 次,揉脾俞、胃俞、肾俞各 300 次。捏脊 15 遍。

(3) 方义:选用眼部周围穴位,用以调节局部气血,疏通经络,缓解疲劳;补肾经、揉肾俞,用以补肾精;清肝经用以清肝明目;捏脊用以调节脏腑功能,调和全身气血。

(4) 加减:腰膝酸软者,加按揉命门。

2. 脾胃气虚

(1) 治法:健脾益气。

(2) 处方:开天门 50 次,推坎宫 50 次,揉太阳 50 次。挤按睛明穴 3 分钟,直至酸胀。揉攒竹、鱼腰、丝竹空、承泣、四白穴各 2 分钟。采用一指禅推法,沿小儿眼眶做“∞”形的紧推慢移推法,8~10 遍。补脾经 300 次,揉脾俞、胃俞各 300 次,揉中脘 2 分钟,揉足三里 300 次。

(3) 方义:选用眼部周围穴位,用以调节局部气血,疏通经络,缓解疲劳;补脾经、揉脾俞、胃俞、揉中脘、揉足三里,用以健运脾胃,益气生血。

(4) 加减:腹泻者,应加揉脐、推上七节骨。

3. 心阳不足

(1) 治法:温补心阳。

(2) 处方:开天门 50 次,推坎宫 50 次,揉太阳 50 次。挤按睛明穴 3 分钟,直至酸胀。揉攒竹、鱼腰、丝竹空、承泣、四白穴各 2 分钟。采用一指禅推法,沿小儿眼眶做“∞”形的紧推慢移推法,8~10 遍。揉丹田 300 次,揉心俞 300 次,横擦督脉和腰骶部 2 分钟,直至发热。

(3) 方义:选用眼部周围穴位,用以调节局部气血,疏通经络,缓解疲劳;揉心俞、揉丹田,用以补心阳。

(4) 加减:全身乏力者,加揉脾俞、足三里,用以补一身阳气。

【注意事项】

1. 操作时,手法应轻柔,同时注意手部卫生,防止直接触碰眼球,避免感染。

2. 嘱咐小儿应注意用眼卫生,加强眼睛保护。

3. 避免过长时间看书、用电脑。看书时,应注意距离。每隔 0.5~1 小时应休息眼睛。

【按语】

推拿治疗小儿近视,主要在于调节气血,缓解眼周局部疲劳,从而改善视力。临床研究发现,推拿治疗近视疗效显著,尤以假性近视为佳,年龄越小,治愈率愈高,12 岁以下患者尤其显著。但是疗程较长,需要小儿积极配合。同时家长应注意营养的补充,并嘱咐小儿坚持做眼保健操,保护好视力。

(向丽婷)

第十七节 鼻 炎

小儿鼻炎是指鼻腔黏膜和黏膜下组织的炎症,是小儿上呼吸道感染的常见病症,临床以鼻塞、流涕,或伴嗅觉不敏感、头痛项强等为主要临床表现。小儿为稚阴稚阳之体,脏腑器官的发育和生理功能尚不完善,其抵抗力及与外界环境相适应的能力较差,因此,孩童易患鼻炎,并可见于各年龄段。一年四季均可发病,秋冬季节症状相对较重。

本病按病情可分为急性鼻炎、慢性鼻炎及过敏性鼻炎三类。

一、急性鼻炎(伤风鼻塞)

【概述】

急性鼻炎是鼻腔黏膜的急性感染性炎症,以鼻塞、流涕、喷嚏,甚至不闻香臭为主症,与中医学"伤风"相似。

【病因病机】

急性鼻炎常由于气候骤变、寒暖失调,或起居不慎,或劳累过度,致使正气虚弱,卫外不固,风寒或风热之邪侵袭肺卫,上犯鼻窍,肺失宣降,外邪壅塞于鼻,使鼻窍不利所致。

西医学认为多由于病毒感染或者在病毒感染的基础上继发细菌感染而发病。常见诱因主要有受凉、过劳、维生素缺乏等,其他如鼻中隔偏曲、鼻息肉等鼻腔慢性疾病亦可引起发病。

【诊断要点】

1. 病史 气候骤变、冷暖失调,外感史,或与感冒人群接触史。

2. 临床表现 鼻腔和 / 或鼻咽部干燥、疼痛,或伴鼻痒、鼻塞、流清涕。可伴轻度发热、疲倦、周身酸痛不适等全身性症状,也可见消化道症状,甚或见高热、惊风。合并细菌感染者症状较重,表现为脓性或黏脓性鼻涕、喷嚏等。

3. 实验室检查 鼻腔黏膜弥漫性充血肿胀,呈鲜红色,鼻腔内有较多的黏液性或黏脓性分泌物。

【辨证分型】

1. 风寒犯鼻 鼻塞较重,喷嚏频作,涕多而清稀,鼻音重浊,恶寒重,发热轻,头身疼痛,无汗,口淡不渴,小便清长,舌淡,苔薄白,脉浮紧,指纹色红,脉浮紧。

2. 风热袭鼻 鼻塞较重,鼻涕稠黄,鼻痒气热,发热重,微恶风,咳嗽,咽痛,口渴喜饮,大便秘结,小便黄,舌质红,苔薄黄,脉浮数,指纹色紫,脉浮紧。

【治疗】

1. 治法 宣肺解表,疏通鼻窍。

2. 处方　清肺经 300 次,清大肠 300 次,开天门、推坎宫、揉太阳、揉耳后高骨各 200 次,揉印堂 100 次,揉迎香 100 次,揉大椎 100 次,揉肺俞 300 次,拿风池、拿肩井各 10 次。

3. 方义　清肺经、揉肺俞,可宣肺通窍;清大肠可通调肠腑,有助于肺气之宣降;开天门、推坎宫、揉太阳、揉耳后高骨,可发汗解表;揉印堂、揉迎香、揉大椎,可宣通鼻窍;拿风池可祛风解表;拿肩井可发汗解表,又可通调全身气机。

4. 加减　风寒者,加推三关、推天柱骨,可以配合艾灸百会;风热者,加清天河水、推脊。

二、慢性鼻炎(鼻窒)

【概述】

慢性鼻炎起病缓、病程长,表现为鼻黏膜或黏膜下层的非特异性慢性炎症,以持续性或间歇性鼻塞、鼻涕增多为主症。

【诊断要点】

1. 病史　有急性鼻炎或邻近器官(鼻旁窦、腺体、扁桃体等)炎症等病史。

2. 临床表现　以鼻塞、嗅觉失灵为特征。慢性单纯性鼻炎者白天活动时鼻塞减轻,而夜间、静坐时鼻塞加重。侧卧时,居下侧之鼻腔阻塞,上侧鼻腔通气良好,当卧向另一侧后,鼻塞又出现于另一侧鼻腔。鼻涕呈黏液性,常伴头痛、头昏、嗅觉减退等;慢性肥厚性鼻炎多为持续性鼻塞,鼻涕呈黏液性或黏液脓性,可出现耳鸣、听力减退、头痛、失眠、精神萎靡等。

3. 实验室检查　慢性单纯性鼻炎者鼻腔黏膜充血、肿胀,以下鼻甲最明显,黏膜表面光滑,质地柔软,对血管收缩剂反应敏感;慢性肥厚性鼻炎者鼻腔黏膜充血或苍白,下鼻甲肥厚,表面凹凸不平呈结节状,质地坚实,对血管收缩剂反应不敏感。

【辨证分型】

1. 肺经郁热　鼻塞而呈间歇性,语声重浊,黄涕,质黏稠,头痛、头胀,咽干,咳嗽,痰少而黄稠,不易咳出,甚则需张口呼吸,烦躁不安,大便秘结,小便黄赤、短少,舌质红,苔黄,指纹紫滞,脉数或弦数。

2. 脾气虚寒　鼻塞呈间歇性或交替性,遇寒加重,鼻涕黏稀,伴有咳嗽,痰稀,面白少华,畏寒怕风,身体瘦弱,舌质淡红,苔薄白,指纹淡,脉缓或细。

3. 脾虚湿盛　鼻塞声重,鼻涕稠而量多,病程较长,嗅觉减退,胸脘闷胀,体倦乏力,四肢困重,大便黏腻,舌淡而胖,有齿痕,苔白腻,指纹淡,脉濡。

【治疗】

1. 治法　健脾理肺,行滞通窍。

2. 处方　清肺经 300 次,补脾经 300 次,清大肠 300 次,开天门、推坎宫、揉太阳、揉耳后高骨各 200 次,摩揉囟门 100 次,揉印堂 100 次,揉迎香 100 次,揉大椎 100 次,揉肺俞 300 次,拿肩井 10 次。

3. 方义　清肺经、揉肺俞,可宣肺通窍;补脾经可健脾益气;清大肠可通调肠腑,有助于肺气之宣降;开天门、推坎宫、揉太阳、揉耳后高骨,可助肺气之宣发,通鼻窍;摩揉囟门、揉印堂、揉迎香、揉大椎,可宣通鼻窍;拿肩井可发汗解表,又可通调全身气机。

4. 加减　肺经郁热者,加清天河水、退六腑、分推肩胛骨;脾气虚寒者,加推三关、捏脊、按揉足三里;脾虚湿盛者,加推三关、摩揉中脘、揉天枢、摩腹、按揉三阴交、捏脊。

三、过敏性鼻炎(鼻鼽)

【概述】

过敏性鼻炎是特异性变应原引起的发生在鼻黏膜的变态反应性疾病,多由于季节交替、气候突变,或感受刺激性气味、花粉、粉尘等刺激物而引发,出现突然发作性鼻痒、喷嚏、流清涕、鼻塞不通、暂时性失嗅等症。可季节性发作,抑或常年发作,以儿童及青少年为多,又称"变应性鼻炎"。

【病因病机】

过敏性鼻炎主要由于肺气虚弱,或脾虚气弱,肺气受损,或肾虚摄纳无权,阳气耗散,而致卫气不固,腠理疏松,风寒乘虚而入,犯及鼻窍,邪正相搏,肺气不得通调,津液停聚,鼻窍阻塞,以致喷嚏、流涕。病位在肺,其病理变化与脾、肾相关。

西医学认为发病与变态反应体质、精神因素、内分泌失调等有关。当遇有变应原,如冷热变化、化学气体、刺激性气味、花粉、粉尘等刺激鼻黏膜时即引起发作。植物花粉多引起季节性发作,其他则可引起常年性发作。某些食物变应原如牛奶、鸡蛋、鱼虾等也可引起本病,但较少见。其发病机制属I型变态反应,主要病理变化为鼻黏膜水肿,大量嗜酸性粒细胞浸润,晚期黏膜可呈肥厚性改变。

【诊断要点】

1. 病史　有过敏病史。

2. 临床表现　自觉鼻痒,伴发作性连续性喷嚏、大量清水样涕、鼻塞等。具体表现为开始先有鼻腔发痒,有时鼻外、软腭、面部、外耳道处作痒,季节性鼻炎以眼痒较为明显。随之喷嚏频作,出现间歇性或持续性鼻塞,流大量清鼻涕。嗅觉减退或消失,多为暂时性,也可为持久性。常伴头昏、头痛、耳鸣、听力减退等症状。

3. 实验室检查　鼻腔黏膜明显水肿,颜色苍白。水肿、充血、肿胀以下鼻甲为甚,对1%麻黄素收缩反应敏感,鼻道内有大量水样分泌物或稀薄的黏液性分泌物。变应原皮试阳性;血清及鼻分泌物中IgE升高;鼻分泌物涂片可有嗜酸性粒细胞增多。

【辨证分型】

1. 肺气虚弱　阵发性鼻痒,喷嚏频作,流清稀涕,鼻塞不通,早晚易发,鼻黏膜水肿、色淡,伴见恶风、怕冷、易患感冒,动则出汗,气短音低,面色㿠白,舌淡,苔薄,指纹淡,脉缓弱。

2. 肺脾气虚　阵发性鼻痒,喷嚏频作,鼻涕清稀,淋漓而下,嗅觉迟钝,鼻塞较重,鼻黏膜苍白或灰白,伴见头昏头重,气短乏力,倦怠纳差,大便或溏,舌质淡胖有齿痕,苔白,指纹淡,脉濡缓。

3. 肺肾两虚　常年阵发性鼻痒,喷嚏频作,清涕量多如注,鼻黏膜苍白或紫暗,伴见形寒肢冷,腰膝酸软,腰背冷痛,夜尿频多,尿后余沥,舌质淡胖,苔白,指纹淡,脉沉细。

【治疗】

1. 治法　健脾、益气、固表,温肺、补肾、通窍。

2. 处方　补脾经500次,补肺经、肾经各300次,推三关100次,揉印堂100次,揉迎香100次,揉大椎100次,揉肺俞300次,拿肩井10次,摩揉丹田300次,按揉气海、足三里各50次,捏脊5遍。

3. 方义　补脾经、补肺经、补肾经,可温肺、补肾、益气;推三关、摩揉丹田、捏脊、按揉气海、按揉足三里,加强温补之效;摩揉囟门、揉印堂、揉迎香、揉大椎,可宣通鼻窍。

4. 加减　肺气虚弱者,加按揉肺俞、横擦左侧背部脾胃区;肺脾气虚者,加按擦左侧背部脾胃区;肺肾两虚者,加按揉肺俞、肾俞、命门,横擦肾俞、命门。

【注意事项】

1. 急性期应适当休息,应食易消化而富有营养的食物,多饮热开水,保持大便通畅,平时注意防寒保暖,以防诱发鼻炎。患病期间外出时戴口罩,流行病期间尽量远离公共场所,避免传染。

2. 积极治疗上呼吸道疾病。

3. 积极预防,平素坚持锻炼,增强体质。

【按语】

小儿鼻炎比成人鼻炎的危害大,但若能及时治疗,治愈率较成人高。推拿治疗本病有良效。急性鼻炎一般推拿两三次即可获得显著疗效,尤其对改善鼻道的通气功能较为迅速。慢性鼻炎是反复、难愈的病变,疗程较长,须嘱患者坚持治疗。推拿对慢性单纯性鼻炎的疗效比肥厚性鼻炎为好。推拿治疗变应性鼻炎疗效确切,尤其是近期疗效较为显著,能迅速改善症状,且无副作用,但要根治尚有一定困难。常用拇指、示指在鼻翼两旁迎香穴按揉或擦鼻翼两侧,每日数次,每次 3~5 分钟,使鼻部有热感,有预防、保健之功效。

(朱　易)

第十八节　小儿肌性斜颈

【概述】

小儿肌性斜颈是以小儿头偏向患侧歪斜,颜面部偏向健侧,整个颈部活动受限为主要特征的一种儿科常见病。本病可由多种原因引起。最常见的主要是由小儿一侧胸锁乳突肌挛缩造成的肌性斜颈。

【病因病机】

中医学认为,本病病因病机主要是先天胎位不正或难产等原因损伤小儿颈部胸锁乳突肌,致局部气滞血瘀,脉络不通,瘀血结聚经筋而成。本病属于中医的"筋结""筋肿"范畴。

【诊断】

1. 诊断要点

(1) 病史:有胎位不正或胸锁乳突肌损伤病史。

(2) 临床表现:①患儿以头部倾向患侧,颜面转向健侧为主要特征;②部分患儿可在胸锁乳突肌部摸到条索状或结节状等大小不一的硬结或肿块;③颈部活动不同程度受限;④病程长者,患儿颜面部可发生变化,出现双眼大小不对称,严重者可出现脊柱畸形等。

(3) 实验室检查:彩色 B 超显示患侧胸锁乳突肌增厚、增粗,回声区增高或减低,肌纹理增粗、紊乱等。临床上需要与其他斜颈相鉴别。

2. 辨证分型

(1) 肿块型:除斜颈典型症状外,患侧胸锁乳突肌可触及不同大小的硬结。

(2) 非肿块型:除斜颈典型症状外,患侧胸锁乳突肌无任何结节。

【治疗】

推拿手法治疗小儿肌性斜颈是中医的特色疗法之一,绿色、方便、经济、有效,无任何副作用,疗效显著。一般年龄越小,治疗效果越好。因而在临床上一旦发现确诊,应及时用推拿手法干预。

1. 肿块型

(1) 治法:软坚散结。

(2) 处方:患儿取仰卧或让家长抱着,用滑石粉做介质,医者一手托起患儿后枕部,另一手沿胸锁乳突肌肌纤维走行方向,自上而下,轻揉数次,再用拇、中、示指相对提拿、揉捏胸锁乳突肌,约5~8分钟,重点是用弹拨法弹拨胸锁乳突肌的痉挛肿块处,以达到软坚散结、活血化瘀、松解粘连的目的。按揉法和弹拨法配合揉10~15分钟。医者一手扶住患侧肩部,另一手扶住患儿头顶,使患儿头部渐渐向健侧肩部倾斜,逐渐拉长患侧胸锁乳突肌,反复进行8~10次;接着一手扶住患侧头部,一手托住健侧下颌部,将患儿面部慢慢向患侧旋转3~5次。然后再次推揉患侧胸锁乳突肌2分钟。最后按揉项部穴位,如风池穴、肩井穴、背部膀胱经第一侧线各背俞穴各50次。

(3) 方义:揉及拿捏患侧胸锁乳突肌,能活血化瘀与消肿散结,改善局部血运供给,缓解肌肉痉挛,促使肿物消散;伸展、牵拉患侧胸锁乳突肌,能改善和恢复颈部活动功能。

2. 非肿块型

(1) 治法:矫正畸形。

(2) 处方:方法同肿块型,外加拿捏患侧桥弓穴8~15分钟。重点按揉胸锁乳突肌起止点。做患侧胸锁乳突肌的被动牵拉运动。年长患儿可配合颈部拔伸运动。最后按揉项部穴位,如风池穴、肩井穴、背部膀胱经第一侧线各背俞穴50次。

(3) 方义:选用桥弓穴,起到牵拉胸锁乳突肌作用,用以矫正畸形。

【注意事项】

1. 早诊断,早治疗,越早治疗效果越好。

2. 应注意与其他原因引起的斜颈鉴别;如骨性斜颈、姿势斜颈等。

3. 病程长者,如推拿治疗效果不明显,且治疗时间超过1年以上的患者可结合症状考虑手术治疗。

4. 应注意患儿日常习惯的培养,如喂奶、睡觉等。

【按语】

推拿治疗小儿肌性斜颈有较好的疗效,是本病的首选治疗方法。其主要目的是通过推拿手法刺激胸锁乳突肌气血流通,改善局部血液循环,恢复胸锁乳突肌活动。推拿治疗本病,应做到早发现,早治疗。对于年纪小的患儿,应注意手法的轻柔,防止新的损伤;对于年龄稍大的患儿,可适当加用颈部牵拉手法,使其矫正。如果长期(1年以上)治疗效果未改善者,可结合临床症状,考虑手术治疗。

(向丽婷)

复习思考题

1. 临床上为何不能见咳止咳?

2. 感冒有哪几种临床证型?如何进行鉴别?

3. 试述发热治疗"微汗为宜,不可过汗"的机制。

4. 试述小儿厌食的主要病因与病机。

5. 试述推拿治疗便秘的小儿推拿基本手法。

6. 惊风的分型有哪些？它们之间的区别是什么？
7. 夜啼推拿治疗的基本方法是什么？
8. 试述小儿遗尿的病因与病机。
9. 简述治疗小儿肌性斜颈的操作步骤。

第 五 章

小儿推拿常用保健方法

> **导学**
>
> **学习目的:** 为预防小儿疾病、促进小儿正常生长发育提供有效的推拿方法。
> **学习要点:** 小儿保健推拿方法的概述、操作方法、注意事项。

第一节 小儿健脾和胃推拿保健方法

脾胃为后天之本,主运化水谷和输布精微,为气血生化之源。小儿脏腑形态发育未全,故运化功能也未健全。若喂养不当或饮食所伤,则出现积滞、呕吐、泄泻、厌食等症,所以祖国医学有小儿"脾常不足"之说。但小儿生长发育快,所需要的营养物质却较成人更迫切,因此注意调理脾胃,使其正常运转是儿童健康成长的基本保证。应用推拿法能够健脾胃,增强食欲,调理气血,并能提高小儿身体素质,增强抵御疾病的能力。脾胃的推拿保健方法可用于脾胃虚弱,食少吐泻,营养不良等病症。

【推拿方法】

开天门 24 次,推坎宫 24 次,揉太阳 24 次,按总筋 24 次,分阴阳 24 次,揉板门 100 次,补脾经 200 次,清肝经 100 次,顺运内八卦 100 次,掐揉四横纹 100 次,揉足三里 50 次,摩腹 100 次,捏脊 10 次,按弦走搓摩 10 次,拿肩井 5 次。

【注意事项】

一般在清晨或饭前进行,每日推拿 1 次,6 次为 1 个疗程,疗程间休息 3 天。急性传染病期间可暂停,待病愈后再进行。

第二节 小儿保肺推拿保健方法

肺主皮毛,司腠理开阖,开窍于鼻。小儿肺脏娇嫩,若调护不当,外邪易自口鼻或皮毛入,客于肺卫,致表卫调节失司,卫阳受遏,肺气失宣,因而出现发热、恶风寒、鼻塞、流涕、咳嗽、喷嚏等症。小儿保肺推拿保健具有固卫抗邪、宣肺利窍、防感冒等作用,并可调整全身功能状态。

【推拿方法】

开天门 24 次,推坎宫 24 次,揉太阳 24 次,按总筋 24 次,分阴阳 24 次,补脾经 300 次,

117

补肺经 300 次,补肾经 300 次,揉外劳 50 次,揉膻中 50 次,按揉风池 5 次,揉肺俞 50 次,捏脊 10 次,拿肩井 5 次。

【注意事项】

1. 一般宜在清晨进行,每日操作 1 次,5 次为 1 个疗程。疗程间休整 3 天,可继续进行第 2 个疗程。

2. 平时衣着不要过于暖、厚。

3. 注意饮食,不宜过食生冷、油腻之物。

第三节　小儿安神推拿保健方法

精神调摄是中医保健中极为重要的内容,古人认为:心主神明。如小儿精神振作,二目有神,表情活泼,面色红润,呼吸调匀,均为气血调和、神气充沛、无病的表现,即使有病也多轻而易愈。但是由于小儿时期,神识未发,神气怯弱,神经系统发育不健全,对外界事物刺激易引起强烈的反应,因此小儿病理特点为心气有余,惊触异物,耳闻异声,易受惊吓,甚则惊厥,故病多惊悸哭叫,手足动摇,神乱不安等,因此小儿的精神调摄是极为重要的。

应用安神保健法能镇惊息风,滋阴养血,宁心安神,对心肝血虚、心神失养、神志不宁等症也能起到治疗和防微杜渐的作用;对小儿突然见异物,或听到大声刺激或失足跌仆等引起的发热、面色时青或时红、梦中呓语、手足蠕动、夜卧不安,甚至抽风搐搦等也有显著效果。

【推拿方法】

开天门 24 次,推坎宫 24 次,揉太阳 24 次,按总筋 24 次,分阴阳 24 次,清肝经 100 次,清心经 100 次,揉小天心 100 次,掐揉五指节各 5 次,揉二人上马 300 次,按揉中脘 50 次,摩腹 5 分钟,按揉风池 50 次,捏脊 5 遍,按揉涌泉 100 次,拿肩井 5 次。

【注意事项】

1. 一般晚上睡前进行,每日推拿 1 次,6 次为 1 个疗程,疗程间休息 3 天,可连续进行 2 个疗程。

2. 保证小儿有充足的睡眠。

3. 养成良好的睡眠习惯,睡前切勿逗引玩笑,以免使小儿过度兴奋。

第四节　小儿益智推拿保健方法

正常小儿的健康成长是由肾的元阴元阳相互协助,相互支持,相互影响的结果。

中医认为,肾藏精,精生髓,髓又上通于脑,故又称脑为髓之海,精足则令人灵慧聪明,故益智保健推拿能补肾益精,健脑益智,促进小儿智力发育,心身健康,精神愉快,并对小儿的五迟(立迟、行迟、发迟、齿迟、语迟)、五软(头项软、口软、手软、足软、肌肉软)、解颅等小儿发育障碍疾病有一定的治疗作用。

【推拿方法】

开天门 24 次,推坎宫 24 次,揉太阳 24 次,揉耳后高骨 24 次,按总筋 24 次,分阴阳 24 次,补肾经 500 次,揉二人上马 100 次,捏脊 10 遍,推脊 5 遍,揉涌泉 100 次,拿肩井 5 次。

【注意事项】

1. 本法适用于 3 周岁以下的幼儿,可每日 1 次,连续 30 次为 1 个疗程,疗程间休息 1 周,再做第 2 个疗程。

2. 本法亦适用于五迟、五软、解颅或脑病后遗症的患儿,要长期坚持,每推拿 2 个月休息 1 周后再继续进行。

3. 对五软的患儿可适当选用补心养血或补肾养肝的方剂。

4. 对智力差的儿童要同时进行行为指导,开发智力,树立其治病的信心。

第五节　小儿强身健体推拿保健方法

强身健体推拿是一种有效的预防疾病的方法。远在唐朝,名医孙思邈的著作《千金要方》中就有:"小儿虽无病,早起常以膏摩囟上及手足心,甚避风寒……"的记载,可见以推拿预防疾病,保证小儿健康的方法源远流长,具有健脾和胃、增进食欲、强壮身体、促进发育等作用。

【推拿方法】

开天门 24 次,推坎宫 24 次,揉太阳 24 次,按揉百会 50 次,按总筋 24 次,分阴阳 24 次,揉膻中 50 次,揉中脘 100 次,顺、逆时针摩腹各 100 次,按揉足三里 50 次,捏脊 10 次,拿肩井 5 次。

【注意事项】

操作前,操作者应洗净双手,剪平指甲。操作时,要部位准确,手法熟练,不宜过重,可以选用爽身粉、滑石粉等作为润滑剂,以防擦破小儿皮肤。每日做 1 次,早晚自便,以晨起空腹做效果为佳。患急性病期间可暂停,待病情痊愈后再恢复进行。

第六节　小儿鼻部推拿保健方法

鼻为肺窍,是呼吸的通道,司嗅觉,辨香臭,助发音。小儿鼻腔狭窄,鼻黏膜柔嫩,血管丰富,易受感染而充血、肿胀,引起急、慢性鼻炎,出现鼻塞和呼吸困难等症状。进行鼻部保健推拿,具有祛邪开窍,行气活血,疏通经络的作用,可以保护鼻腔,预防鼻炎、鼻出血、感冒等病症。

【推拿方法】

开天门 24 次,推坎宫 24 次,揉太阳 24 次,揉迎香 100 次,揉山根 100 次,擦鼻翼发热为度,按揉风池 50 次,按总筋 24 次,分阴阳 24 次,补肺经 300 次,捏脊 10 次,拿肩井 5 次。

【注意事项】

1. 推拿要循序渐进,持之以恒,必能见效。

2. 易发上呼吸道感染的小儿,应在夏季即进行鼻部保健推拿,以至天气骤然变化时,避免疾病的发生。

3. 冬季风寒,可佩戴口罩防寒保暖。

第七节　小儿眼部推拿保健方法

眼睛是人体最重要的感觉器官,从儿童时期开始,就要爱护好、保护好自己的眼睛。长时间、近距离地用眼,会导致孩子的视力直线下降。通过推拿手法可以刺激和锻炼视锥细胞和视神经,缓解睫状肌疲劳,减轻长时间用眼造成的眼睛干涩和疼痛,调和气血,促进新陈代谢,护目养神,加强眼部细胞组织的自然自愈能力,防止近视、弱视等眼睛疾病。

【推拿方法】

开天门 24 次,推坎宫 24 次,揉太阳 24 次,双拇指按揉眼周 3 分钟,按揉攒竹 100 次,按揉鱼腰 100 次,揉丝竹空 100 次,挤捏睛明穴至酸胀为度,点揉四白 100 次,刮眼眶 30 次,按揉风池 50 次,拿肩井 5 次。

【注意事项】

1. 本法对 7~15 岁的儿童和青少年最适用,每天可在课间或作业后进行。
2. 要经常督促学生剪短指甲,保持双手清洁。
3. 按揉穴位要正确,手法要轻缓,以轻微酸胀为度,不要过分用力,以免擦伤皮肤。
4. 操作完毕可以目视远处绿色植物。

第八节　小儿日常推拿保健方法

小儿日常保健推拿法简单易行,朝夕可做,舒适无痛,能健脾和胃、强壮身体、预防疾病,使小儿健康地发育成长。

【推拿手法】

开天门 24 次,推坎宫 24 次,揉太阳 24 次,按总筋 24 次,分阴阳 24 次,补脾经 300 次,清肝经 100 次,清心经 100 次,补肺经 100 次,补肾经 100 次,揉膻中 50 次,顺、逆时针摩腹各 100 次,揉足三里 50 次,捏脊 10 次,拿肩井 5 次。

【注意事项】

1. 每日或隔日操作 1 次,6 次为 1 个疗程。
2. 本法适用于小儿日常保健,增强体质,抗病防病。

(艾珏萍)

复习思考题

1. 小儿常用的保健推拿方法有哪些?
2. 小儿健脾和胃推拿保健的具体操作方法有哪些?有何注意事项?
3. 小儿保肺推拿保健的具体操作有哪些?

附 录

附录一　小儿推拿流派简介

小儿推拿流派

由于地域的不同,不同的小儿推拿医家对《小儿按摩经》的理解不同,对小儿推拿的穴位、手法、观点等的认识也不同,逐渐形成了不同的小儿推拿流派。目前在国内影响较大的小儿推拿流派主要有:山东的小儿推拿三字经流派、孙重三小儿推拿流派、张汉臣小儿推拿流派,湖南的刘开运小儿推拿流派,北京的小儿捏脊流派以及上海的海派儿科推拿。

一、小儿推拿三字经流派

推拿三字经流派创建于 1877 年,因其取穴少、容易学、疗效好、重复性强而广泛流传于民间。创始人徐宗礼,字谦光,大约生于 1820 年,卒年不详,登郡宁邑人(现山东省牟平宁海镇人),1877 年编著有《推拿三字经》,虽未正式出版,但在民间流行,其手抄本目前存于山东中医药大学图书馆。

推拿三字经流派以山东的已故名老中医、小儿推拿名家李德修为代表。李德修,又名慎之(1893—1972 年),山东省威海市北竹岛村人,是徐谦光的第四代传人,他继承了徐氏推拿的精华并将其发扬光大,著有《李德修小儿推拿技法》一书。其后,赵鉴秋著有《幼科推拿三字经派求真》一书。青岛市中医院儿科以《李德修小儿推拿技法》为基础,对小儿的常见病、多发病进行规范化推拿治疗。

推拿三字经流派具有以下特点。

1. 取穴少而精,常用独穴治病　推拿三字经流派常用的穴位不超过 30 个,而且以左上肢前臂的穴位为主,每次治疗一般只取 3~5 个穴位。如风寒泄泻,常用揉一窝风、揉外劳宫、清补大肠来治疗。独穴治病是只取一个穴位多推、久推来治病,以取效为度。如慢性痢疾,常用清补大肠来治疗。

2. 操作时间长　主穴推拿操作的时间为 10~15 分钟,配穴推拿操作的时间为 5 分钟;若取独穴,推拿操作的时间需 40 分钟,甚至更长时间。

3. 操作简单,两穴联推　推拿三字经流派常用的手法有推、拿、揉、捣、分合、运 6 种,容易学习和掌握,不像其他小儿推拿流派那样手法种类比较多。在操作时有时两穴联推,如清肝经和清肺经可以同时操作,既可以省时间,又可以省力,而且疗效显著。

4. 清肝经应用甚多　推拿三字经流派认为小儿"肝常有余",木能克土,木火刑金,推拿治疗时常选清肝经。清肝经配清肺经主治呼吸系统疾病,如风寒咳嗽,用平肝、清肺、运八卦、推四横纹来治疗;清肝经配清胃经主治消化系统疾病,如胃热呕吐,用平肝、清胃、清天河水、运八卦治疗。

5. 重视小儿纯阳之体,以祛邪为先 推拿三字经流派认为小儿为纯阳之体,生机旺盛,小儿病多为实证或虚中夹实证,纯虚证者较少,主张小儿病实证用清法,虚中夹实证也多用清法,胃经宜清不宜补,肺非极虚不宜妄补。临床上,肝经、肺经、胃经、大肠经均少做补法;常用清天河水、退六腑。

6. 以推拿替代药物 推拿三字经流派认为,推拿不同的穴位可以替代不同的药物。《推拿三字经》中记载:"今定独穴以抵药房:推三关为参附汤;退六腑为凉膈散;天河水为安心丹;运八卦为调中益气汤;补脾土为六君子汤;平肝为逍遥散……"这也是其他小儿推拿流派所没有提到的。许多小儿疾病,单纯应用推拿三字经流派的推拿方法治疗,均取得满意的效果。

二、孙重三小儿推拿流派

孙重三小儿推拿流派是近代山东地区最具代表性的小儿推拿流派之一,与李德修小儿推拿流派、张汉臣小儿推拿流派并称近代"齐鲁三大小儿推拿流派"。该流派传承有序,弟子众多,特征明显,著作较丰,在全国小儿推拿领域影响较大。孙重三(1902—1978年),男,山东省荣成县埠柳公社不夜村人,自幼喜爱中医,尤其以儿科为最,年至20岁,拜入山东名医林椒圃门下,专攻小儿推拿,由此正式开启学习中医之路。后于1957年进入山东中医进修学校深造,1958年任该校教员,1959年调入山东中医学院(现为山东中医药大学)任儿科教研室及附属医院推拿科副主任等职。

孙重三治学严谨,临床经验丰富,坚持医疗、教学、科研全面发展。他不但继承了林椒圃老中医的小儿推拿学术技术和经验,更是精研《小儿推拿广意》《幼科推拿秘书》《厘正按摩要术》等推拿名著,集众家之所长,师古不泥,勇于创新,结合自己的临床体会,经多年潜心研习,最终在理、法、穴、术方面形成了该流派系统的小儿推拿理论和技法,并编著有《小儿推拿疗法简编》《通俗推拿手册》等著作。山东中医学院出资拍摄的由孙重三亲自操作的《儿科推拿疗法》教学录像一直沿用至今,广受各类学员的好评。

孙重三小儿推拿流派具有以下特点。

1. 理论方面以中医整体观为核心指导 孙重三非常重视小儿身体的统一性、完整性以及与自然界的相关性,在诊断、治疗当中始终将小儿看成一个有机的整体。例如外感病因天人相应,内伤病因五脏相关;外感病多为触冒四时不正之气,内伤病多因脏腑功能失调、五脏生克相倾而发。治小儿要"先辨形色,次观虚实,认定标本",全面认识疾病之后方可施以手法。四诊合参时尤重"望、闻"二诊,认为"有诸内必形之于外",望神气形态推断疾病的预后转归;望头面五官判断脏腑盛衰;望指纹判断疾病的寒热虚实。闻诊既包括辨别小儿咳、喘、哕、呻、鼻息等声音,还包括"嗅"患儿呼吸气息和排泄物的异常气味。

2. 治法上以调和阴阳为主 孙重三临床辨证循八纲,治则调阴阳,始终将扶正祛邪、调理阴阳作为该流派小儿推拿的核心要素,宗"寒者热之,热者寒之,虚者补之,实者泻之"的治疗原则。该流派认为无论外感内伤,最终都导致阴阳失调。因而临证时根据四诊资料,辨别表里、寒热、虚实,统之以阴阳。运用手法补虚泻实,通过经络"行气血,通阴阳"的作用,来调整脏腑营卫,最终达到"阴平阳秘"的状态。并将顺应四时变化、守护正气作为预防疾病的手段,在疾病治疗过程中处处体现了顾护小儿正气的思想。

3. 穴位选择方面自成体系,注重穴位配伍,尤其是手穴和体穴相配　该流派治疗的常见病除"癃闭"只有两个穴位外,临证处方用穴均在 8 个以上,其中主穴 5~7 个,辅穴 4~9 个。另外,该流派强调穴各有性,术各有性,治疗疾病首先要认清各个穴位的基本属性和操作目的,例如天河水、六腑性寒凉,三关、外劳宫性温热。手法的不同操作方向有特定的补、泻作用,如向指尖推脾经为清,向指根推脾经为补。临证应根据病情灵活选用,巧妙施术,从而达到补、泻、升、降、温、清之效。

4. 推拿技术方面谨守古训,操作严谨,形成一套完备的特色手法　该流派常用单式手法有按、摩、掐、揉、推、运、搓、摇 8 种,复式手法包括摇斗肘、打马过天河、黄蜂入洞、水底捞月、飞经走气、按弦走搓摩、二龙戏珠、苍龙摆尾、猿猴摘果、揉脐及龟尾并擦七节骨、赤凤点头、凤凰展翅、拿肩井。该套复式手法又称孙氏"十三大手法",是孙重三早年继承林椒圃老中医所得。该套手法动作优美,利落大方,规范严谨,是最能代表该流派操作手法的特色手法。同时该派还形成了许多专病专用手法治疗方案,如呼吸系统疾病常用"四大手法"及掐揉二扇门、清天河水、推三关、拿肩井、揉风池、揉肺俞、运内八卦、推揉膻中、推胸八道、按弦走搓摩等;治疗消化系统疾病多取推脾土、分腹阴阳、运内八卦、清大肠、推三关、天门入虎口、推天柱骨、按揉足三里、摩腹、拿肚角、揉脐及龟尾、推七节骨等。

三、张汉臣小儿推拿流派

张汉臣小儿推拿流派的创始人是近代小儿推拿名医张汉臣教授。张汉臣自 15 岁开始学中医,17 岁拜民间小儿推拿名医艾老太为师,在长期的临床实践中积累了丰富经验,逐渐形成了独特的推拿风格,并通过师承的方式代代相传而不断发展,称之为张汉臣小儿推拿流派。其代表人物为张汉臣,其学术思想是以清代《厘正按摩要术》为基础发展而来,以中医学阴阳五行、脏腑、经络等学说为理论基础,提倡望、闻为主,问、切为辅,综合主次证候及舌脉,进行辨证论治。

张汉臣小儿推拿流派具有以下特点。

1. 在诊断上善用望诊　在小儿的生理上,认为小儿无七情六欲之感,只有风寒、暑湿、伤食之证的生理特点。在疾病诊断上,突出的特点是善于应用望诊,观察小儿形态和面部不同部位色泽的改变而诊断疾病,如诊断小儿脾胃病时,多从鼻准和鼻翼的形态变化来判断。鼻准属脾,鼻翼属胃,鼻色宜微黄而有光泽,若见鼻翼色泽俱佳,而鼻准部色差,往往提示小儿乳食不正常,或不食肉,或有便泻之候。又若婴儿鼻准色惨黄,准端有粒形白点,并见多汗,鼻翼根处较坚硬,多提示小儿患腹泻已久等。

2. 在治疗上注重扶正　在治疗上,认为小儿"稚阴稚阳""邪之所凑,其气必虚"。因此,治疗上注重扶正,祛邪亦不忘扶正。如遇到正气衰弱的患儿感受外邪,虽有高热,亦可采用补脾土、推上三关,以扶正祛邪。操作手法速度要求稍快、稍用力,虽患儿兼有热邪,但在补法中稍用力和速度稍快,取补中有泻之意,是为标本兼治之法。又如精宁穴善消坚破积,克削气分,故虚者慎用,如必须应用时,多与补穴同用(补脾、肾、三关等),以防元气受损。再如治虚人感冒,除疏风解表、宣肺止咳外,素体弱、高热不退者,可多清板门,并补肾水,操作时间稍长。盖热久不退必伤阴津,若多用汗法则易出现气阴两虚证,故用性平、微凉的清板门以清内热、退体温,配合补肾水以益气养阴而固本。虽然这种治病求本、标本兼治的治疗方式近期效果平缓,但是疗效巩固、持久,尤其对虚寒证效果显著。

3. 在临证上重视配穴　在临证处方上,重视配穴,选穴配伍较多,且常首选补肾水之穴。如治疗呼吸道疾病善用补肾水、揉二人上马、揉一窝风、清板门、清天河水、逆运八卦、揉小横纹等,治疗消化道疾病常用补肾水、揉二人上马、补脾土、揉小天心、逆运八卦、叩击四横纹、清板门、清大肠、清天河水、挤捏神阙等。同时,善于将 2 个或 3 个穴位按序配伍在一起操作,类似中药的药对或药组,称之为术对或术组,如补脾土配推三关,有补气活血、温通经络之效;揉肾纹配合阴阳、清天河水,有行痰散结之效;逆运内八卦配揉膊阳池,有降气通便之效等。在穴位应用上,多以手臂部穴位为主,全身穴位为辅,常用的仅十余个。为验证常用穴位的功效,除了对常用穴位进行解剖定位外,还对其机制进行了试验研究。如中医学记载推补脾土穴能促进食欲,逆运内八卦可开胸化痰、除气闷满胀等,他以临床、试验等方式验证了此结论,并认为其机制主要是推补脾土穴可使胃酸度、胃运动、胃蛋白酶三者增加而达到增进食欲的功效。逆运内八卦,有调节胃运动的功能。两穴的试验结果与临床体会相一致。

4. 在手法上强调补泻 在手法操作上,长于应用徐疾补泻和轻重补泻手法,因人、因症而异,如体质好的实热证患儿,手法宜重,速度宜快(220~250 次 /min),治疗时间宜短(10~15min/ 次);体质差的虚寒证患儿,手法宜轻,速度宜慢(180~200 次 /min),治疗时间稍长(15~20min/ 次);危重病患儿,手法尤轻,速度尤慢(100~150 次 /min),治疗时间尤长(1 小时)。一般患儿治疗 1 次 / 日,实热证及危重病患儿可一日两三次。手法总的要求为持久、有力、均匀、柔和,但不同的手法要求不一,主要手法有推、揉、运、分、捏挤法等,如"推法",要求行如直线,不得歪曲,轻而不浮,快而着实;"拿法"要求刚中有柔,柔中有刚,刚柔相济,轻重适宜等。

四、刘开运小儿推拿流派

刘开运(1918—2003 年),著名推拿专家,创立了湘西刘氏小儿推拿流派。刘开运出生于湘西花垣县麻栗场乡沙科村,中医世家,苗汉后裔,祖上曾担任清廷御医,家族行医有三四百年历史,祖辈相传,代代相续。为国内精通中医、草医、推拿的名老中医,三套聚集,熔汉、苗医药于一炉,独树一帜,尤擅长儿科推拿。曾任中华全国推拿学会副主任委员,湖南省推拿委员会主任委员,《中华医学百科全书·小儿推拿分卷》主笔,湖南省首批审定的 50 名名中医之一。刘开运毕生致力于中医推拿教学与临床研究,学验俱丰,造诣精深,创立了以五行学说的相生相克理论和脏象学说为基础,结合小儿五脏的生理特点和病理特点,以"推五经"为核心内容的刘氏小儿推拿疗法,大大提高了临床推拿疗效。

1. 刘开运小儿推拿流派总体特点

(1)"理、法、方"与中医临床内、外、妇、儿等科完全一致。

(2)强调整体观念,口诀如下:"推头必兼推上肢,推腰推背兼推下肢,推胸推腹推腰背,四肢疾患局部治。"

(3)注重辨证论治。

(4)尊重推拿传统。

(5)尤重推拿手法,"成人推拿没有巧,只要手法练得好",始终以"三好(好用,好受、好看)"为标准。

(6)提倡中西医结合。

(7)倡导推药并用。

2. 刘开运小儿推拿流派基本治则 归经施治。

归经施治是指根据各类疾病的症状不同,病因各异,在临床上将一系列疾病的症状归属到某一经脉或相关表里经脉上加以治疗。因此,刘开运将小儿临床常见各类症状大致分归于五脏之经:脾经、肝经、心经、肺经、肾经。又根据脏腑表里关系,肺与大肠,脾与胃,心与小肠,肝与胆,肾与膀胱互为表里,治疗亦表里兼治。具体内容如下:呕吐、腹泻、腹痛、厌食、食谷不化、痢疾、便秘等,归属脾经;抽搐、烦躁、气逆、胁痛、口苦等,归属肝经;心悸、贫血、弄舌、高热、昏迷、直视等,归属心经;咳嗽、流涕、气喘、痰鸣、发热等,归属肺经;腰痛、五迟、五软、小便赤涩、遗尿、盗汗等,归属肾经。五经对应于五脏,确立归经施治的内涵,是临床实施"推经治脏"的基础,使得临床各类疾病有经可调,即五经穴可治疗本经脏腑及相表里脏腑的病症。因此,归经施治是推经施治之根本,是刘氏小儿推拿疗法的治疗基础。

3. 刘开运小儿推拿流派基本治法　五经推拿。

(1) 五经推拿(简称推五经)方法:是刘开运推拿经验的核心部分,主要用于治疗小儿五脏病证(包括相应腑病)。五经是指与五脏相应的 5 个腧穴,各穴位置在相应手指的螺纹面,从拇指至小指分别称脾经、肝经、心经、肺经、肾经。五经推拿手法有:①旋推法,为补法:医者以拇指螺纹面在患儿手指螺纹面作顺时针方向推动,推动 1 圈为推 1 次,须连续而快速地推动;②直推法,为泻法(或清法):医者以拇指螺纹面从患儿手指螺纹面向指根方向直线推动,亦须连续而快速地推动,从指根退回螺纹面时不用力。推动频率为每分钟 200 次左右,推动的节律要均匀,力度要适中,以顺利推动并保持规定的频率为宜。五经推治手法次数变化的基本原则是:年龄越大,病情越重,手法次数越多,补法手法次数宜多于清法手法次数;主清(补)经手法次数宜多于兼清(补)经手法次数。

(2) 五行制助在五经推拿中的应用:利用五行制助关系,确定五经穴的主次、补泻,五行应五脏,五脏联五经,从而指导五脏(脾、肝、心、肺、肾)病症的治疗,并以此为依据确定五经穴的主次、补泻,用于五脏病虚证和实证,在治疗上做到兼顾标本,主次分明。如肺病虚证,主补肺,次补脾,再补肾,稍清心,即主补本脏,次补母脏(脾助肺),再补子脏(肺助肾),稍清克己之脏(心制肺)。此为"补三抑一法",主要用于五脏病的虚证治疗,补法主次则以本脏为主,重在固本;以母脏为辅,子脏配合,意在治标;泻法为克己之脏,旨在预防克制太过。五脏病的虚证以补法为主,而实证则以泻法为主。如脾病实证,主清脾,兼清肺,次清肝,稍清心,略补肾,即主泻本脏,兼泻子脏,再泻克己之脏(肝制脾),稍清母脏(心助脾),略补己克之脏(脾制肾)。此为"清四补一法",主要用于五脏病的实证治疗,泻法主次则以本脏为主,兼顾子脏,重在治本;辅泻克己之脏及母脏,以治其标;补法为己克之脏,仍是防止克制太过。

(3) 五经推拿特色:五行相生、相克理论和脏象学说是刘开运五经推拿运用的理论依据。五经应五脏,五脏应五行,彼此存在着相生、相克的关系。推拿五经时,他十分重视五行生克的关系和小儿五脏的生理特性、病理特点和五脏病候的虚实,提出:脾经宜用补法不宜用清法(即泻法),若用清法,清后要加补法;肝经、心经宜用清法不宜用补法,若用补法,补后要加清法;肺经既可用清法,亦可用补法;肾经宜用补法不宜用清法。从而确立补母、泻子,或以补为主,或以泻为主,或补泻兼施的具体治法,确定适度的手法次数与疗程,对五脏进行系统调控,使疾病向愈,是刘开运五经推拿的特色所在。

五、小儿捏脊流派

小儿捏脊流派以北京地区已故捏积专家冯泉福为代表。冯氏医家早在清代末年就开始在北京从事小儿的捏积工作,冯泉福为冯氏捏积术的第四代传人,小儿捏脊流派在北京地区影响颇大,冯泉福有"捏积冯"之美称。其流派主要代表著作有:临床助理佘继林编著的《冯氏捏积疗法》,弟子李志明编著的《小儿捏脊》。

小儿捏脊流派具有以下特点。

1. 学术上强调"督脉通诸脉通" 按照中医传统理论,人体在正常的生理活动中,作为人体营养物质与功能的两种阴阳属性应该保持着对立而又统一的协调关系,一旦这种相对的平衡状态由于某种致病因素的影响而出现阴阳的不平衡,疾病就会随之发生。此外中医学又认为"气为血之帅,血为气之母",气行则血行,气滞则血瘀。冯氏捏积疗法就是根据中医这些基本理论,通过捏拿小儿的脊背,振奋小儿全身的阳气,推动全身气血的运行,来达到治疗小儿疾病的目的,从人体的腹背来讲,腹为阴、背为阳,而脊又在背部的中央,督脉因其循脊而过,其特定循行路线就决定了其具有主统全身阳气的功能。同时督脉的起始部与阴经任脉相连,贯通脊背,络肾通脑,再加上人体经络无处不至的特点,使督脉可以沟通人体的表里、内外。因此通过捏拿小儿的脊背,振奋督脉的阳气,就可以推动全身气血的运行,调整全身的阴阳之气,而达到治疗疾病的目的。

2. 疾病上以"小儿疳积"为切入点 该流派以小儿疳积作为主要治疗疾病,对小儿疳积有其独到见解,将积证分为3种,即乳积、食积、虫积;将疳证分为心疳、肝疳、脾疳、肺疳、肾疳5种。综合望闻问切四诊进行诊断。该流派在治疗手段上以外治法为主,同时又配合了冯氏口服消积散和外敷冯氏化痞膏药,具有手法操作简便、疗效明显两大显著优点。

3. 手法上细分为"捏脊八法" 在李志明编著的《小儿捏脊》一书中,归纳了该流派手法有8种,称为"捏脊八法",即捏、拿、推、捻、提、放、按、揉8个基本手法。后经演变,去掉拿法,形成以捏、推、捻、提、放、按、揉7种手法为主的操作术式。操作时,医者以拇指前位法,按照推、捏、捻、放、提的先后顺序,自尾椎下的长强穴向上捏拿至脊背上端的大椎穴,为一遍。根据病情及体质可捏拿4~6遍。从第二遍开始的任何一遍中,医者可根据患儿出现的不同症状,采用"重提"的手法,有针对性地刺激某些背部的脏腑俞穴,以便加强疗效。冯氏捏积疗法中,重提患儿背部的脏腑俞穴是施术手法的重要一环,最后一遍捏拿结束后,用双手的拇指指腹在患儿腰部的肾俞穴处揉按。

该流派操作手法及要领包括以下几点。

1. 推法 双侧示指在向前推动的瞬间,力量不可过猛,如果力量过猛,容易出现滑移,或划伤患儿的皮肤。

2. 捏法 捏拿皮肤的面积及力量都要适中,捏拿面积过大,力量过重,影响施术的速度,患儿也会感到过度的疼痛;捏拿面积过小,力量过轻,患儿的皮肤容易松脱,而且刺激量小,影响疗效。捏拿小儿皮肤的高度,婴幼儿应以1cm为宜;学龄儿童以1.5cm为宜;年长儿以2cm为宜。

3. 捻法 左右两手配合要协调,向前捻动时不宜偏离督脉,捻动的力量要始终均匀、适中,不能停顿,也不要松脱,一鼓作气,从督脉的长强穴一直操作到大椎穴。

4. 放法 是上述推、捏、捻3个手法的综合动作后,随着捏拿部位的向前推进,皮肤自然恢复到原状的一种必然结果。向前推进动作的瞬间掌握要得当,一气呵成,使整个推拿过程呈现明显的节奏感。

5. 提法 提拉力量要求应有一个向后上方的弧度,不宜强拉,此手法若运用得当,在重提的过程中可发出清脆的声响。

6. 揉法和按法 在原处揉动的动作中,又以拇指适当地向下施以一定的压力,也就是揉中有按,按中有揉。

手法补泻:在冯氏手法中,有"轻提为补、重提为泻"的说法。

疗程:冯氏捏积疗法每日施术1次,连续6日为1个疗程,在施术的第4日清晨,患儿应空腹用红糖水送服冯氏消积散。第5日清晨,在患儿的脐部贴敷冯氏化痞膏。

注意事项:为了达到满意的临床疗效,要求在施术中和施术后禁食芸豆、醋和螃蟹,避免高糖、寒凉等饮食。

冯氏捏积疗法的从业人员,要求通过徒手及负重训练,以增强腕力、指力,提高疗效。

六、海派儿科推拿

海派儿科推拿是指在上海及其周边区域内有较大影响力的小儿推拿流派,是海派中医在该区域发展和创新的重要成果,亦是上海丁氏推拿流派传承脉络中重要的一支,最具代表性的人物首推小儿推拿名家金义成教授。金义成早年毕业于上海中医药大学附属推拿学校,从事儿科推拿的科研、临床与教学四十余年。先后任上海中医药大学岳阳医院推拿科主任,上海中医药大学小儿推拿教研室主任,是我国小儿推拿学领域的学科带头人。出版专著十余部,著有《小儿推拿》《海派儿科推拿图谱》《小儿病推拿法》《家庭儿科百病推拿图解》《中国推拿》等专著。

海派儿科推拿总结了明清以来儿科推拿的成就,全面发掘了中国推拿的历史,整理了历代有关用于推拿的药摩方,重视临床实践,更注重本流派在海外的传播与发展,其相关视频或著作已推广到了日本、韩国等国家,不仅体现了深厚的文化底蕴及鲜明的区域特色,还重视传承创新,形成了相对完整的学术体系。

海派儿科推拿具有以下特点。

1. 强调小儿生理、病理、病因、四诊及辨证论治的特点,如小儿在生理上有脏腑娇嫩,形气未充,生机蓬勃,发育迅速的特点;病理上有发病容易,传变迅速,脏气清灵,易趋康复的特点;病因上重视"七情"对小儿机体的影响,突破了以往"小儿无七情所干"的认识;四诊上重视验指纹、辨斑疹和腹诊;辨证上强调整体辨证施治。

2. 将小儿推拿八法改为十法,提出了复式操作手法　"按、摩、掐、揉、推、运、搓、摇"八法是传统的小儿推拿基本手法。海派儿科推拿将一指禅推法、擦法、内功推拿三大流派的主要手法融入小儿推拿手法中,总结出了"按、摩、捏、揉,推、拿、搓、摇、接、擦"十大手法,在此基础上加以变化应用,提出了复式操作手法。这些手法的融入和运用,增强了小儿推拿手法的柔和性与深透性,体现了"轻而不浮,快而不乱,柔中有刚,重而不滞"的特点,扩展了临床适应证,在一定程度上提高了临床疗效。

3. 提出"穴部"说,突破了固有的穴位概念　小儿推拿的某些特定穴,有点状穴、线状穴和面状穴,甚至某一部位就是一个特定穴,推某穴或某经,事实上就是刺激以穴位为中心的部位,因此,海派儿科推拿提出了"穴部"的概念,且穴位和部位通用。此外,海派儿科推拿融会了其他流派的手法,更新了一些实用的"穴部",如桥弓穴,即引用内功推拿之推桥弓法。

4. 重视中医理论的灵活运用　如在传承治疗八法"汗、吐、下、消、和、清、温、补"之外突出了"通"法,提出了"以通为用、以通为补"之说。临床上,运用宣通肺气、理肠通腑、通窍开闭、通经息风等手法治疗小儿咳喘痰闭,腹胀腹痛,积食便秘,急、慢惊风等疾病。在痛症的治疗上,以"以痛为腧"为基础,提出"痛则通,不痛则不通"的观点,将酸、胀、痛、麻、冷、热、软、硬等异常情况视为治疗之处,而且与"痛则不通,不通则痛"相互补充,一则反映病理,二则反映治疗方法和机制。依据小儿的生理、病理特点，认为小儿"稚阴稚阳""邪之所凑，其气必虚"，因此在治疗过程中强调要时时顾护正气以"固本"。另外，除了脾胃病证和肾病病证需用补脾、益肾外，对其他的相关病证如哮喘、脑瘫等疾病也强调需使用补脾、益肾手法。

（丁　乐）

附录二　常用小儿推拿歌赋

推拿三字经

小婴儿	看印堂	五色纹	细心详	色红者
心肺恙	俱热证	清则良	清何处	心肺当
退六腑	即去恙	色青者	肝风张	清则补
自无恙	平肝木	补肾脏	色黑者	风肾寒
揉二马	清补良	列缺穴	亦相当	色白者
肺有痰	揉二马	合阴阳	天河水	立愈恙
色黄者	脾胃伤	若泻肚	推大肠	一穴愈
来往忙	言五色	兼脾良	曲大指	补脾方
内推补	外泻祥	大便闭	外泻良	泻大肠
立去恙	兼补脾	愈无恙	若腹疼	窝风良
数在万	立无恙	流清涕	风感伤	蜂入洞
鼻孔强	若洗皂	鼻两旁	向下推	和五脏
女不用	八卦良	若泻痢	推大肠	食指侧
上即上	来回推	数万良	牙疼者	骨髓伤
揉二马	补肾水	推二穴	数万良	治伤寒
拿列缺	出大汗	立无恙	受惊吓	拿此良
不醒事	亦此方	或感冒	急慢恙	非此穴
不能良	凡出汗	忌风扬	霍乱病	暑秋伤
若止吐	清胃良	大指根	震艮连	黄百皮
真穴详	凡吐者	俱此方	向外推	立愈恙
倘肚泻	仍大肠	吐并泻	板门良	揉数万
立愈恙	进饮食	亦称良	瘟疫者	肿脖项
上午重	六腑当	下午重	二马良	兼六腑
立消亡	分男女	左右手	男六腑	女三关
此二穴	俱属凉	男女逆	左右详	脱肛者
肺虚恙	补脾土	二马良	补肾水	推大肠
来回推	久去恙	或疹痘	肿脖项	仍照上
午别恙	诸疮肿	明此详	虚喘嗽	二马良
兼清肺	兼脾良	小便闭	清膀胱	补肾水
清小肠	食指侧	推大肠	尤来回	轻重当
倘考疮	辨阴阳	阴者补	阳清当	紫陷阴

红高阳	虚歉者	先补强	诸疮症	兼清良
疮初起	揉患上	左右旋	立消亡	胸膈闷
八卦详	男女逆	左右手	运八卦	离宫轻
痰壅喘	横纹上	左右揉	久去恙	治歉症
并痨伤	歉弱者	气血伤	辨此证	在衣裳
人着袷	伊着棉	亦咳嗽	名七伤	补要多
清少良	人穿袷	他穿单	明五痨	肾水伤
分和藏	清补良	在学者	细心详	眼翻者
上下僵	揉二马	捣天心	翻上者	捣下良
翻下者	捣上强	左捣右	右捣左	阳池穴
头痛良	风头痛	蜂入洞	左旋右	立无恙
天河水	口生疮	遍身热	多推良	中气风
男左逆	右六腑	男用良	左三关	女用强
独穴疗	数三万	多穴推	约三万	遵此法
无不良	遍身潮	拿列缺	汗出良	五经穴
肚胀良	水入土	不化谷	土入水	肝木旺
小腹寒	外劳宫	左右旋	久揉良	嘴唇裂
脾火伤	眼胞肿	脾胃恙	清补脾	俱去恙
向内补	向外清	来回推	清补双	天门口
顺气血	五指节	惊吓伤	不计次	揉必良
腹痞疾	时摄良	一百日	即无恙	上有火
下有寒	外劳宫	下寒良	六腑穴	去火良
左三关	去寒恙	右六腑	亦去恙	虚补母
实泻子	日五行	生尅当	生我母	我生子
穴不误	治无恙	古推书	身手足	执治婴
无老方	皆气血	何两样	数多寡	轻重当
吾载穴	不相商	老少女	无不当	遵古推
男女分	俱左手	男女同	余尝试	并去恙
凡学者	意会方	加减推	身歉度	病新久
细思详	推应症	无苦恙		

——《推拿三字经》

止泻要穴作用歌诀

大肠侧推到虎口,止泻止痢断根源,
不从指面斜推入,任教骨碎与皮穿,
揉脐还要揉龟尾,更兼揉及到涌泉。

外劳宫推治歌诀

肚痛头疼痛势凶,揉动外劳即见松,
胃肠湿热与风寒,外劳揉治见奇功。

制止惊风抽搐灸歌诀

1. 推拿镇惊治病轻,重时药物亦不灵,
   镇惊须用元宵火,非火何能镇得惊。
2. 惊风昏迷抽不休,急行五炷还阳灸,
   百会劳宫涌泉穴,隔姜灸治即止抽。

脐风灯火灸歌诀

三朝七日眼边黄,定时脐风肝受伤,
急将灯火十三点,乃是医此第一方。

专穴专治及手法操作歌诀

1. 若问治疗咳嗽诀,手推肺经是法则,
   补脾清心兼补肾,加揉肺俞及止咳。
2. 饮食不进厌食症,推动脾土就吃得,
   饮食减退人消瘦,旋推补脾何须说。
3. 若凡遍身不去热,外劳宫上多揉些,
   不论大热与小炎,更有水底捞明月。
4. 阳池穴揉止头痛,一窝风揉肚痛歇,
   威灵总治诸暴卒,精灵穴治气逆呃。
5. 男女眼若往上翻,重掐小天心一穴,
   二人上马补肾水,定风止抽在顷刻。
6. 小孩六腑三关推,上热退下冷如铁,
   寒者温之热者清,虚者补之热者泻。
7. 六腑专治脏腑热,遍身潮热大便结,
   神志昏迷总可推,去病浑如汤泼雪。
8. 小孩若是受惊吓,多揉五指指关节,
   前人留下治儿诀,学习推拿需详阅。

三关六腑禁忌歌诀

1. 禁用三关手法,足热二便难通。
   渴甚腮赤眼朱红,脉数气喘舌弄。
2. 禁用六腑手法,泻皖青面白容,
   脉微呕吐腹膨空,足冷眼青休用。

用汤时宜秘旨歌

春夏汤宜薄荷,秋冬又用木香,咳嗽痰吼加木香,麝尤通窍为良;加油少许皮润,四六分做留余,试病加减不难知,如此见功尤易,四季慎用葱姜煎汤,加以油麝少许推之。

—— 《幼科推拿秘书》

推拿代药赋

前人忽略推拿,卓溪今来一城,寒热温平药之四性,推拿揉掐性欲药用,用推即是药,不明何可乱推。

推上三关,代却麻黄、肉桂。退下六腑,替来滑石、羚羊。水底捞明月,便是黄连、犀角。天河引水,同芩柏、连翘。

大指脾面旋推,味同人参、白术,泻之则为灶土、石膏。

大肠侧推虎口,何殊附子、炮姜,反之为大黄、枳实。

涌泉右转不揉,朴硝何异;一推一揉右转,参术无差;

食指为肺,功并桑皮、桔梗。旋推止咳,效争五味、冬花。

精威拿紧,岂羡牛黄、贝母。

肺俞<1>重揉,慢夸半夏<2>、南星。

黄蜂入洞,超出防风,羌活。

捧耳摇头,远过生地、木香。

五指节上轮揉,乃祛风之苍术。

足拿大敦鞋带,实定掣之钩藤。

后溪推上,不减猪苓<3>、泽泻。

小指补肾,焉差<4>杜仲、地黄。

涌泉左揉,类夫砂仁、藿香<5>。

重揉手背,同乎白芍、川芎。

脐风灯火十三,恩将再造。定惊元宵十五,不啻仙丹。

病知表里虚实,推拿重症能生,不谙推拿揉掐,乱用须添一死。

代药五十八言,自古无人道及,虽无格致之功,却亦透宗之赋。

——《幼科铁镜》

【按】:文中"食指为肺……"之意,当为"名指为肺"。

【注】:<1>原文中为"肺愈",今改正。

　　　<2>原文中为"半下",今改正。

　　　<3>原文中为"朱苓",今改正。

　　　<4>原文中为"马"字,今改正。

　　　<5>原文中为"霍筑",今改正。

推拿代药骈言

推拿纯凭手法,施治须察病情。宜按宜摩,寓有寒热温平之妙。或揉或运,同一攻补汗下之功。推上三关,温能发表。退下六腑,凉为除烦。推五经则补泻兼,施运八卦,则水火既济、开气机以防气闭。丹凤摇头,止寒嗽而涤寒痰。黄蜂入洞,术施神阙,宛然导滞温脾。水取天河,不亚清心凉膈。往来寒热,分阴阳则汤代柴胡。运脾土则功逾术附。飞经走气,重在流通。按弦搓摩,何愁结滞。主持温性,传双凤展翅之神。驱逐寒邪,作二龙戏珠之势。急惊者,肝风暴动,掐揉合谷,自无痰壅气促之虞。慢惊者,脾土延虚,推运昆仑,致免肢冷腹疼之苦。虽牙关紧闭,推横纹便气血宣通。纵人事昏沉,掐指节而精神活泼、宜左宜右,能重能轻,举手之劳,可回春于顷刻。得心之处,调气息于临时,与其用药有偏,或益此而损彼,何如按经施术,俾兼顾而并筹,即无虑肌肉筋骨之伤,便可免针灸刀圭之险。可以平厥逆,定抽搐,原凭手上功夫。非惟止吐,醒昏迷,不费囊中药石。运土入水,而泄泻止,运水入土,而痢疾瘳。一掐一揉,自成妙诀。百发百中,尤胜仙丹。莫谓不抵千金,视为小道。果尔能参三昧,定是知音。

——《推拿捷径》

五色主病歌诀

面黄多食积,青色是惊风,白色多成痢。
伤风面色红,渴来唇带赤,热甚眼朦胧。
痢疾眉必皱,不皱是伤风。

——《小儿推拿讲义》

看眼色主病歌诀

白睛青色属肝风,眼红面赤心火攻,
眼睑肿胀脾胃湿,瞳孔散大病势凶。
睡时露睛脾虚候,合眼昏迷内热烘。
目若斜视将抽搐,至发直视心火雄。

——《小儿推拿讲义》

察"五指"审候歌诀

五指梢头冷,惊来神不安,若只中指热,
必定是伤寒,中指独自冷,痘麻证相传。
五指详审遍,医者仔细观。

——《小儿推拿讲义》

手食指三关指纹审察病势及主病歌诀

初起风关病未殃,气关纹现急需防。
乍临命关诚危急,射甲通关多不详。
虎口有三关,熟识记心间,紫热红伤寒,
青惊白(浅红)是疳,黑纹即中恶(毒),
黄因(淡红)困脾端,蓝心红边"嗽","痢"红心蓝边。

——《小儿推拿讲义》

诊 脉 歌

小儿有病须凭脉,一指三关定其息,
浮洪风盛数多惊,虚浮沉迟实有积。
小儿一岁至三岁,呼吸须将八至看,
九至不安十至困,短长大小肯邪干。
小儿脉紧是风痫,沉脉须至所化难,
腹痛紧弦牢实秘,沉而数者骨中寒。

小儿脉大多风热,沉重原因乳食结,
弦长多是胆肝风,紧数惊风四指掣。
浮洪胃口似火烧,浮紧腹中痛不竭,
虚漂有气更兼惊,脉乱多痢大便血。
前大后小童脉顺,前小后大必气咽,
四至洪来若烦满,沉细腹中痛切切。
滑主露湿冷所伤,弦长客忤分明说,
五至夜深浮大昼,六至夜细浮昼到,
息数中和八九至,此是仙人留妙诀。

——《按摩经勿》

【按】:《小儿推拿方脉活婴秘旨全书》称为"扣脉诀歌"。

发 汗 歌 诀

要想发汗如何得,须在三关用手诀,
一掐心经二劳宫,热汗立至何须说,
不然重掐一扇门,汗如淋雨不休歇。

调 护 歌

养子须调护,看承莫纵驰,乳多终损胃,食壅即伤脾,
衾厚非为益,衣单正所宜,无风频见日,寒暑顺天时。

——《小儿推拿广意》

保 婴 赋

人禀天地,全而最灵,原无大礼,善养则存。
始生为幼,三四为小,七龆八龀,九童十稚。
惊痫疳癖,伤食中寒,汤剂为难,推拿较易。
以其手足,联络脏腑,内应外通,察识详备。
男左女右,为主看之,先辨形色,次观虚实。
认足标本,手法祛之,寒热温凉,取效指导。
四十余穴,认穴欲确,百治百灵,万不失一。

——《幼科推拿秘书》

保 生 歌

欲得小儿安,常带饥与寒;肉多必滞气,生冷定成疳。
胎前防辛热,乳后忌风参,保养常如法,灾病自无干。

——《幼科推拿秘书》

小儿无患歌

孩童常体貌,情志自殊然,鼻内无干涕,喉中绝没涎。
头如青黛染,唇似点朱鲜,脸若花映竹,颊绽水浮莲。

喜引方才笑,非时手来掀,纵哭无多哭,虽眠未久眠。
意同波浪静,性若镜中天,此候俱安吉,何愁疾病缠。

——《小儿推拿广意》

面部五位歌

面上之疾额为心,鼻为脾土是其真,
左腮为肝右为肺,承浆属肾居下唇。

——《按摩经》

认 色 歌

眼内赤者心实热,淡红色者虚之说。
青者肝热他次虚,黄者脾热无他说。
目无精光肾虚诀。
儿子人中青,多因果子生,色若人中紫,果食积为痞。
人中现黄色,宿乳蓄胃成,龙角青筋起,皆因四足惊。
若然虎角黑,水扑是其形,赤色中堂上,其惊必是人。
眉间赤黑紫,急救莫沉吟,红赤眉毛下,分明死不生。

——《按摩经》

面部拿次第歌

第一先推是坎宫,次推攒竹法相同。
太阳穴与耳背骨,三四全凭运动工。
还有飞推非运法,掐来以爪代针锋。
承浆为五颊车六,聪会太阳七八逢。
九至眉心均一掐,循循第十到人中。
再将两耳提三下,此是推拿不易功。

——《推拿捷径》

推拿头面各穴歌

百会由来在顶巅,一身有此穴该全,
掐时记取三十六,寒热风寒一律捐。
轻轻两手托儿头,向里摇来廿四休,
顺气通关风热退,急惊用此不难瘳。
太阳发汗意淋淋,欲止须揉在太阳,
惟有女儿偏反是,太阴发汗太阳停。
穴自天堂与印堂,循循逐掐至承浆,
周身血脉皆流动,百病能疗法最良。
风门不是为疗风,穴在耳前缺陷中,
跪按全凭大指骨,黄蜂入洞气旋通。
耳背骨兮原属肾,推来水足自神清,

任凭抽搐惊风急,顷刻痰消厥逆平。
口眼歪斜左右边,都缘木东趁风牵,
若还口眼专偏左,一样搐将耳坠旋。
牙关穴在两牙腮,耳下方逢莫漫猜,
指用大中相对按,牙关紧闭即时开。

——《推拿捷径》

手臂各部推拿次第歌

虎口三关为第一,次推五指至其巅,
掌心手背如何运,八卦须分内外旋,
分到阴阳轻与重,三关六腑别寒暄,
十施手法因称大,斜肘旋摇各法至。

——《推拿捷径》

推拿指掌肢体各穴歌

推到五经五指尖,开通脏腑便安然,
运石左右分明记,补泻凭君妙转旋。
五指尖头即十王,穴从指甲侧边量,
小儿身热如何退,逐掐尤逾服药凉。
掐指尖头救急惊,老龙穴是在无名,
女原尚右男须左,掐要无声切莫鸣。
端正当寻中指端,须从两侧细盘桓,
掐从左侧能停泻,左侧当如定吐丸。
四指中间四横纹,认明二节莫淆纷,
气和上下清烦热,一掐尤能止腹疼。
小儿水泻有何虞,肚痛澎澎是土虚,
重掐大肠经一节,侧推虎口用工夫。
肝经有病目难开,宜把婴儿大指推,
大指端为脾土穴,宜清宜补费心裁。
脾经有病若忘餐,脾土推来病即安,
神识昏迷人瘦弱,屈儿大指再推看。
肺经欲绝哭无声,因感风寒咳嗽成,
鼻塞不通痰上壅,无名指上细推寻。
肾经有病溺全无,小指推来自不虞,
脏腑一清除积热,畅行小便在须臾。
大便如何久不通,只因六腑热重重,
须将肾水揉根节,小横纹间用手功。
胃经有病食难消,吐乳吞酸不易疗,
脾土大肠推得速,小儿胸腹自通调。
胆经有病口多苦,左右频频扭便知,

此腑与肝相表里,宜推脾土黄迟迟。
小肠有病溺多红,心火炎炎热下攻,
若把门板推过后,横纹推去气疏通。
板门专治气相攻,喘促能平快若风,
大指认明鱼际上,揉时胀痛总消融。
大肠有病久调和,饮食难消泄泻多,
记取大中拈食指,用心运作与推摩。
分别三关风气命,风寅气卯命为辰,
任凭食指分三节,推去能疗内外因。
掌心即是内劳宫,发汗揉之即见功,
惟虑过揉心火盛,除需发汗莫轻从。
凉水如珠滴内劳,手扬七下火全消,
此名水底捞明月,大势能平与大潮。
八卦原来分内外,掌心掌背须辨清,
三回九转除胸满,起自乾宫至兑停。
命门有病本元亏,调理阴阳八卦推,
九转功成水火济,推临乾位病无危。
握拳四指后纹缝,此穴名之日后溪,
小便不通清泻妙,肾经虚弱补为宜。
掌根穴是小天心,一掐偏能活众经,
百病何愁无法治,管教顷刻即更生。
眼翻宜掐小天心,望上须知下掐平,
若是双眸低看地,天心上掐即回睛。
掌后留心辨总经,掐之身热立时清,
若能掐过天河水,活息风清抽搐平。
认得总经在掌根,横纹之后穴斯存,
合将手背时时按,暴卒惊风亡返魂。
阴阳分作两地看,人事昏沉二便难。
任尔腹疼红白痢,分来有法即平安。
骨交原因相交接,穴探掌后记须牢。
人中两指相交接,急慢惊风总易疗。
三焦有病多寒热,一气流行竟不行,
悟到水多能制火,天河六腑共经营。
心经有热半癫痴,水取天河切莫迟,
补法必须疗上膈,三关离火共推之。
六腑推来性主凉,婴儿发热势猖狂,
曲池推至总经止,利便清心法最良。
二扇门兮两穴同,务居中指两边空,
掐来复以揉相继,左右歪斜即定风。
二人上马从何觅,小指无名骨界间,

性气沉和能补肾,神清气爽保元还。
小儿脏腑有寒风,治法如何速见功,
揉外劳宫将指屈,黄蜂入洞妙无穷。
眉头频蹙哭声洪,知是头疼腹痛凶,
疼痛医家何法止,轻柔百遍外劳宫。
甘载原从掌后揉,相离合谷才零三,
捏时立救危亡疾,鬼祟能除若指南。
穴寻掌背有精宁,一掐能教喘逆平,
任尔多痰和痞积,再加揉法病除清。
一厥而亡是急惊,苏醒有法掐威灵,
化痰开窍犹余事,先辨无声与有声。
穴名唤着一窝风,掌背于根尽处逢,
先掐后揉相继续,即能开窍复祛风,
穴曰阳池臂上逢,寻来却后一窝风,
眼翻白色头疼痛,掐散风寒二便通,
间使穴原分内外,阳池以后外居之,
掐来专主温和性,吐泻转筋治莫迟。
伤寒推法上三关,脏热专推六腑间,
六腑推三关应一,三关推十腑推三。
男左三关推发汗,退回六腑便为寒,
女推六腑前为冷,后推三关作热看。
斜肘先将运法施,纯凭左手右相持,
频摇儿指能消痞,摆尾苍龙意在斯。
小儿肩井大关津,按此能教气血行,
各处推完将此按,任他呕吐立时停。
胁分左右掌心摩,往复胸旁若织梭,
须记数符八十一,何愁食滞与痰多。
奶旁即是乳头旁,呕逆痰多气上呛,
大指按来分左右,宜轻宜重别温凉。
神阙分明是肚脐,掌心轻按软如泥,
专疗便结腹疼痛,左右推揉各法齐,
小儿脐下有丹田,气壮声洪百病捐,
若是澎澎觥腹大,搓摩百次到胸前。
穴称肚角在脐旁,痛泻都缘乳食伤,
善把掌心轻重按,止疼止泻是良方。
膝上寻来有百虫,按摩此穴治惊风,
小儿抽搐如何止,指屈推时屈若弓。
膝后从何觅委中,弯时纹现穴相逢,
向前跌仆神经乱,一掐居然血气通。
穴名龟尾即臀尖,揉法全凭在转旋,

不仅善疗红白痢,纵然泻泻亦安然。
三阴交在内踝尖,血脉能通按在先,
须记急惊从上起,慢惊由下上推前。
涌泉穴在足之心,妙手轻揉力不禁,
吐泻立时能制止,左旋右转孰知音。
足跟有穴是昆仑,临灸全凭穴认真,
急慢惊风须一截,半身不遂总回春。

——《推拿捷径》

（初　晓）

18检